PARIS

IMPRIMERIE DE LA FACULTÉ DE MÉDECINE

ACTION THÉRAPEUTIQUE DE LA DIGITALE

DANS LES

MALADIES ORGANIQUES DU CŒUR

ACTION THÉRAPEUTIQUE

DE

LA DIGITALE

DANS LES

MALADIES ORGANIQUES DU CŒUR

PAR

V. FLEUROT

Docteur en médecine de la Faculté de Paris,
Ancien externe des hôpitaux,
Médaille de bronze de l'Assistance publique.

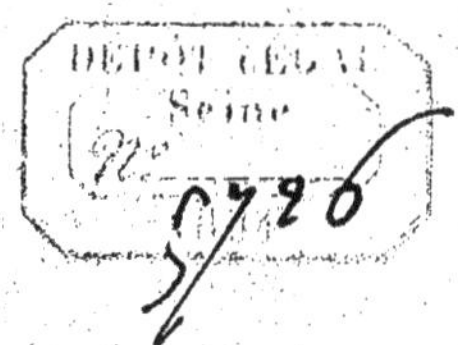

PARIS

A. PARENT, IMPRIMEUR DE LA FACULTÉ DE MÉDECINE

A. DAVY, successeur

52, RUE MADAME ET RUE MONSIEUR-LE-PRINCE, 14

1884

Action thérapeutique de la Digitale

DANS LES

MALADIES ORGANIQUES DU COEUR

———•—•—•———

INTRODUCTION

Nous n'avons pas l'intention de publier un travail complet sur l'action de la digitale. Nous nous sommes borné à étudier l'action thérapeutique de ce médicament dans les maladies organiques du cœur. Nous avons laissé complètement de côté l'étude de l'action physiologique de ce médicament. Le mode d'action étant encore inconnu, toutes les interprétations ne reposent que sur des hypothèses.

Nous avons étudié particulièrement l'action thérapeutique de la digitale dans les différentes maladies du cœur et aux diverses périodes de leur évolution ; nous avons recherché les indications et les contre-indications de ce précieux médicament, et enfin nous avons essayé de montrer que les faibles doses agissent aussi rapidement et aussi sûrement que les fortes doses, sans jamais produire les accidents si souvent imputables à ces dernières.

Les opinions que nous soutenons sont à peu près celles qui ont été défendues par notre excellent maître M. Fernet. C'est d'ailleurs sur ses conseils que nous avons entrepris le travail que nous publions aujourd'hui.

Nous fournissons à l'appui de nos opinions quelques observations personnelles que nous avons recueillies dans le service de M. Huchard.

Avant d'aborder notre sujet, nous tenons à remercier nos excellents maîtres MM. Fernet et Huchard des excellents conseils qu'ils nous ont donnés et de la bienveillance qu'ils ont toujours montrée à notre égard.

CHAPITRE PREMIER

CONSIDÉRATIONS SUR LA MARCHE DES MALADIES DU CŒUR

Les pathologistes ont l'habitude de décrire dans l'évolution des affections cardiaques deux périodes : une période de compensation et une période de rupture de compensation. Au point de vue clinique et surtout au point de vue thérapeutique, cette division nous paraît insuffisante, et il nous paraît utile de distinguer quatre périodes.

Au début, l'affection cardiaque est muette, il y a lésion, mais cette lésion est compensée ; elle peut être reconnue par le médecin, qui peut constater la présence de signes physiques, mais le malade ne soupçonne pas son existence, il n'y a aucun signe fonctionnel. Nous désignerons cette période sous le nom d'*eusystolique*.

La compensation peut dépasser les bornes qu'elle devait atteindre, elle peut être exagérée, l'impulsion cardiaque devient trop énergique, le malade éprouve de violents battements de cœur, les artères du cou et des membres sont soulevées avec force, le pouls est bondissant, vibrant, la face est vultueuse, le malade éprouve de la céphalalgie, des bruissements d'oreille et de l'insomnie. On voit quelquefois survenir des hémorrhagies et notamment des épistaxis. Nous désignerons, avec M. Huchard, cette période sous le nom de *période hypersystolique.* Elle fait souvent défaut et se montre beaucoup plus souvent dans les affections aortiques que dans les affections mitrales.

Mais tôt ou tard, le plus souvent à l'occasion d'un excès de travail ou d'une émotion morale ou de toute autre cause, la compensation devient insuffisante, la lésion, muette jusque-là, commence à parler, la maladie est constituée. Aussitôt que la compensation devient insuffisante, la tension diminue dans les artères et augmente dans les veines, et on voit le pouls devenir plus fréquent et souvent irrégulier et inégal, les urines diminuent, les congestions viscérales et cutanées, puis l'œdème apparaissent, l'asystolie est constituée. Au début, les crises d'asystolie sont légères, ébauchées pour ainsi dire, les congestions sont peu intenses, l'œdème presque nul.

Le malade est oppressé, surtout pendant la marche ou l'effort. Les urines sont moins abondantes.

Le choc du cœur est plus faible, les bruits normaux et pathologiques sont plus sourds.

Le pouls est fréquent, petit, irrégulier, inégal, avec ou sans intermittences. Le poumon est un peu congestionné. Les chevilles sont un peu enflées.

Ces troubles disparaissent rapidement par un traitement approprié.

Peu à peu les crises d'asystolie augmentent d'intensité, les congestions et la stase veineuse deviennent générales. La face est cyanosée, les veines du cou dilatées, les membres intérieurs infiltrés. Le malade est en proie à une anxiété respiratoire continuelle et qui s'exagère par les mouvements, surtout par l'ascension. Les urines sont rares, épaisses, jumenteuses.

Le choc du cœur est faible, les bruits sourds, le pouls petit, irrégulier, inégal, avec ou sans intermittences. Ce qui domine, c'est l'irrégularité et l'inégalité; au milieu des pulsations faibles on constate des pulsations fortes. Il y a folie du cœur (Bouillaud), ataxie (Gubler), dyssystolie (Fernet). Le cœur est troublé plutôt dans son innervation qu'altéré dans sa structure. Les contractions fortes qui apparaissent de temps en temps prouvent que le cœur n'est pas complètement épuisé.

Ces crises d'asystolie qui sont plus graves que les premières disparaîtront encore, bien que plus lentement, par un traitement approprié.

Mais ce n'est pas impunément que le malade tombe en asystolie. Chaque crise aggrave son état. Les congestions et les œdèmes amènent une altération des veines, qui se dilatent et perdent leur élasticité, une altération des organes congestionnés (poumons, foie, reins, tube digestif et rate), une altération du sang par insuffisance de l'hématose et de l'hématopoïèse. Enfin, à chaque crise, le cœur est soumis à un surcroît de travail nécessaire pour triompher des obstacles au cours du sang. Ces troubles, qui résultent de l'asystolie, deviennent eux-mêmes causes d'une nouvelle crise d'asystolie.

Le médecin devra donc s'efforcer d'éviter les crises et de les faire disparaître le plus rapidement possible, et commencer le traitement aussitôt qu'apparaissent les premiers signes d'asystolie. Or, le signe le plus fidèle, le plus constant, le plus facile à constater, et celui qui apparaît un des premiers, c'est l'oligurie. Aussitôt que chez un cardiaque les urines tombent au-dessous de la normale, on peut être sûr que la compensation est rompue et que l'asystolie commence ; il faut se hâter d'instituer le traitement.

Cette troisième période, d'une durée très variable, souvent fort longue, est caractérisée par l'apparition à intervalles plus ou moins éloignés de crises d'asystolie, légères au début et bornées à des congestions localisées, plus graves à la fin et s'accompagnant de congestions intenses généralisées et de gros œdèmes. Ce qui distingue cette période de la suivante, c'est qu'ici l'asystolie est due à un affaiblissement passager du cœur, qui est forcé et non épuisé. Il y a cardiataxie et non cardioplégie (Gubler). L'altération du myocarde n'est pas trop avancée. Le muscle est encore susceptible de donner un surcroît de travail qui lui est nécessaire pour augmenter la tension artérielle et diminuer la tension veineuse, c'est-à-dire faire disparaître les troubles circulatoires. Grâce à cet état du cœur, l'asystolie est passagère, intermittente, aussi donnerons-nous à cette période le nom de *période d'asystolie intermittente*.

Tant que le cœur sera susceptible de donner un surcroît de travail pour triompher des congestions veineuses, l'asystolie pourra disparaître. Mais il arrivera fatalement un moment où le cœur, complètement épuisé, profondément altéré dans sa structure, deviendra définitivement insuffisant. Alors commencera la quatrième période, celle que nous désignerons sous le nom d'asystolie définitive. Le malade présentera alors ce tableau lamentable si bien décrit par M. Raynaud : « La face bouffie, l'œil brillant, les narines légèrement dilatées, le malheureux patient est en permanence dans l'état anxieux d'un homme qui vient d'accomplir une course forcée. Ses lèvres, ses joues sont livides, *son pouls est imperceptible*, les veines du cou sont turgescentes et animées d'une ondulation perpétuelle. Tout son corps est tuméfié par l'anasarque. Le tronc est soutenu par un entassement d'oreillers ; il passe les jours et les nuits les jambes pendantes, hors du lit ; accablé par le besoin de sommeil, il cherche en vain à goûter quelques instants de repos ; à peine a-t-il fermé les yeux, que sa tête retombe lourdement sur sa poitrine et qu'il se réveille en proie à de nouvelles tortures. C'est qu'en effet la fonction respiratoire est gravement compromise ; pour faire pénétrer dans les poumons la quantité d'air dont il a besoin, il est obligé de faire un appel continuel aux puissances inspiratrices supplémentaires qui ne fonctionnent plus pendant l'état de veille ; de là cette cruelle alternative ou se laisser gagner par l'asphyxie, ou se passer absolument de sommeil. »

Ce qui caractérise cette période, c'est l'épuisement du cœur. Le choc du cœur et le premier bruit ou le souffle qui le remplace ont disparu. Le pouls est imperceptible, toutes les pulsations sont faibles. L'anurie est à peu près complète, les urines sont jumenteuses, chargées d'albumine. Le poumon est congestionné, œdématié, quelquefois il est le siège de noyaux d'apoplexie. Le foie volumineux, douloureux.

A la troisième période, il y avait ataxie, folie du cœur, affaiblissement momentané, le cœur était forcé et non épuisé, l'altération du myocarde était légère ; ici il y a altération profonde du myocarde, soit dégénérescence graisseuse, soit sclérose. La cardiataxie a fait place à la cardioplégie (Gubler). Ici, l'asystolie, de passagère, devient définitive et entraîne à bref délai la cachexie cardiaque.

En résumé, le cardiaque, depuis le moment où il est atteint jusqu'à la mort, passe par quatre périodes. Une première période eusystolique, une deuxième hypersystolique, une troisième composée d'alternatives d'eusystolie et d'asystolie (période d'asystolie intermittente,) et une quatrième période d'asystolie définitive.

Nous avons examiné la marche des affections cardiaques en général sans tenir compte de la lésion, et cependant le tableau du malade est bien différent dans chaque maladie.

Dans les maladies mitrales, la première est très longue, la deuxième manque le plus souvent, la troisième présente une durée très variable, ordinairement de plusieurs années, la quatrième période se termine rapidement par la mort.

Dans les affections aortiques, la première période est la plus longue ; la seconde est constante et dure souvent plusieurs années, la troisième fait le plus souvent défaut, enfin la quatrième est courte.

Dans les affections du myocarde, la marche est moins régulière que dans les affections valvulaires. La troisième période fait souvent défaut.

Enfin, les maladies du cœur droit sont subordonnées au point de vue de leur marche à la cause qui les a produites.

CHAPITRE II

ACTION DE LA DIGITALE AUX DIFFÉRENTES PÉRIODES DES MALADIES DU CŒUR.

La digitale administrée à dose thérapeutique à ces diverses périodes produit des effets très différents.

A la *période eusystolique*, ses effets seront les même qu'à l'état physiologique; c'est-à-dire que le pouls sera ralenti, que les contractions cardiaques deviendront plus fortes, mais le malade ne ressentira aucun bienfait de ce traitement, et même si la dose est trop forte et si l'usage de la digitale est prolongé trop longtemps, le malade pourra présenter les nausées, les vomissements symptomatiques de l'intoxication digitalique.

A la 2ᵉ *période, la digitale* ralentira les contractions, mais elle augmentera leur énergie qui est déjà trop grande, aussi les palpitations deviendront plus fortes le malade au lieu d'avoir 80 pulsations par minute n'en aura que 70 ou 60, mais ces 60 seront plus pénibles.

La digitale loin d'être utile au malade lui sera le plus souvent nuisible.

Avec la 3ᵉ *période* commence le règne de la digitale. C'est en effet pendant ces asystolies intermittentes que la digitale sera véritablement héroïque, c'est ici qu'elle rendra à la vie des malheureux sur le point de succomber.

Quelques centigrammes de digitale suffiront à remettre sur pied cet homme infiltré jusqu'à la ceinture, qui était réduit à rester nuit et jour assis dans un fauteuil en proie à une dyspnée et une orthopnée épouvantable, à une insomnie absolue, et souvent à un délire persistant.

C'est dans ces asystolies intermittentes qu'on peut étudier l'action de la digitale dans tous ses détails.

Dans l'asystolie la tension artérielle est diminuée, et la tension veineuse augmentée ; la digitale va augmenter la tension artérielle et diminuer la tension veineuse, et consécutivement on verra disparaître tous les troubles fonctionnels.

L'action de la digitale porte :

1° Sur le cœur et le pouls ;

2° Sur la sécrétion urinaire ;

3° Sur les congestions viscérales ;

4° Sur l'anasarque.

1° Action sur le cœur et le pouls. — Pendant deux jours la digitale reste sans action, bien que quelques auteurs (Hirtz) aient prétendu que la digitale accélérait le pouls quelques heures après son administration, puis le 3e jour on voit survenir des modifications importantes.

Les contractions se ralentissent, puis deviennent plus régulières et plus fortes. Le ralentissement précède presque toujours de quelques heures la régularisation et l'augmentation d'énergie.

Les modifications observées du côté du cœur se traduisent par des modifications analogues du côté du pouls, c'est-à-dire le ralentissement, l'augmentation de la force et la régularisation ; en outre on voit disparaître les faux pas qui sont si fréquents dans l'asystolie.

Quelquefois après les premières doses de digitale, le pouls paraît plus irrégulier, plus inégal et présente un plus grand nombre de faux pas. L'augmentation de l'inégalité et de l'irrégularité est ordinairement plus apparente que réelle. Lorsque le pouls est très fréquent, à 120 ou 130 par exemple, le doigt appuyé sur l'artère radiale n'a pas le temps de percevoir les qualités du pouls à cause de la courte durée des sensations. Mais lorsque le pouls est ralenti, l'observateur peut alors se rendre compte de son état. Dans quelques cas cas l'augmentation de l'irrégularité ou l'apparition de l'irrégularité du pouls survient même après de faibles doses de digitale.

Dans quelques cas la digitale augmente notablement le nombre des faux pas du cœur, une grande partie des systoles cardiaques ne sont pas transmises au pouls qui paraît très lent, alors que le nombre des contractions cardiaques est normal (Observation VI *bis*). La lenteur des contractions rend plus manifestes les faux pas.

Le ralentissement du pouls persiste et augmente pendant toute la durée du traitement par la digitale, après la cessation il continue à augmenter pendant deux jours.

A partir de ce moment, le pouls tend à reprendre peu à peu sa fréquence normale, il n'y arrrive que de 6 à 8 jours après la suppression de la digitale.

2° *Diurèse.* — L'augmentation de la quantité des urines coïncide presque toujours avec le ralentissement du pouls ; cependant dans deux cas nous l'avons vue précéder d'un jour le ralentissement du pouls ; et dans un cas le ralentissement du pouls a précédé la diurèse.

Cette diurèse se produit presque toujours subitement, et le malade passe de l'oligurie à la polyurie. Lorsqu'on interroge avec soin le malade, il peut presque toujours préciser le moment du début de la diurèse. La diurèse amène toujours une amélioration sensible dans l'état du malade ; au moment où la diurèse survient, les urines changent de couleur et de densité. Au lieu d'être foncées, chargées, troubles, elles deviennent claires limpide, mousseuses.

La diurèse commence ordinairement le 3° jour, c'est-à-dire lorsque le malade a déjà pris pendant deux jours de la digitale. Il est rare de la voir survenir le 2° jour ; il est tout à fait exceptionnel de la voir apparaître le 1ᵉʳ jour ; cependant dans deux de nos observations nous l'avons vue débuter 12 heures environ après que le malade avait pris la première dose de digitale. Quelquefois la diurèse et le ralentissement du pouls sont tardifs et ne se produisent que le 4° jour, mais nous ne les avons jamais vu apparaître plus tard. Aussi lorsque le 4° jour la digitale n'a produit aucun effet ni sur le pouls ni sur la quantité des urines, doit-on en cesser l'usage ?

L'abondance de la diurèse varie beaucoup plus suivant l'état du malade que suivant la quantité de digitale employée.

Fleurot.   2

Elle atteint son maximum environ deux jours après son début ; c'est donc ordinairement vers le cinquième jour. Quelle que soit la durée du temps pendant lequel on donne la digitale, la diurèse cesse d'augmenter après le cinquième jour et va toujours en décroissant. Ce fait que nous n'avons vu signalé nulle part est cependant vrai dans la plupart des cas. La quantité maxima est très variable ; lorsque le malade est peu congestionné et sans œdème, la quantité d'urine ne s'élève guère au delà de 2 litres à 2 l. 500. Lorsque, au contraire, le malade a des congestions intenses, généralisées, et de gros œdèmes, la quantité maxima s'élève à 4, 6, 8 et jusqu'à 10 litres.

La durée de la diurèse dépend également de l'intensité des congestions et des œdèmes. Lorsqu'il n'y a pas ou peu d'œdèmes, la diurèse cesse du huitième au dixième jour ; lorsqu'il y a de gros œdèmes, elle se prolonge jusqu'à leur disparition. La quantité d'urée émise en vingt-quatre heures est à peu près sensiblement la même, quelle que soit la quantité d'urines émises.

La densité et la coloration diminuent à mesure que la quantité d'urines augmente.

3° *Action sur les congestions viscérales.*

Aussitôt que la diurèse apparaît, les congestions viscérales commencent à décroître. La cyanose de la face et des extrémités, les congestions pulmonaires, hépatiques, rénales, gastro-intestinales et cérébrales diminuent puis disparaissent progressivement. Aussitôt que la diurèse est établie, l'oppression diminue, la respiration devient moins fréquente, et le malade peut commencer à rester étendu dans son lit, la pesanteur et la douleur qu'il éprouvait dans la région hépatique tendent à disparaître, en même temps que le foie reprend son volume normal ; l'appétit renaît, le sommeil revient, tandis que les cauchemars et le délire disparaissent ; l'albumine ne se montre plus dans les urines.

4° Action sur les œdèmes.

Les œdèmes et les hydropisies diminuent aussitôt que la diurèse survient ; ils disparaissent d'autant plus vite que la diurèse est plus abondante, et en suivant l'ordre inverse de leur apparition.

Durée de l'action. — Pendant combien de temps se prolonge l'effet de la digitale ?

Si l'on entend par là le temps pendant lequel le malade continue à ressentir les bienfaits du médicament, la durée sera très variable. Elle variera suivant la lésion qui a produit l'asystolie. Elle est beaucoup plus longue dans les affections mitrales que dans les affections aortiques ; elle varie suivant que le malade est soumis à une hygiène convenable ou suivant qu'il s'expose aux causes qui peuvent déterminer une nouvelle attaque de dyssystolie.

La durée de ce laps de temps varie d'une semaine à un ou plusieurs mois.

Il est impossible d'admettre que la digitale agisse pendant un ou deux mois sur le cœur, mais la vérité est que, en supprimant les troubles fonctionnels dus à l'état d'asystolie, en apportant pour ainsi dire du renfort au cœur affaibli, elle le remet dans des conditions normales, et tant qu'une nouvelle cause occasionelle n'amènera pas une nouvelle rupture de la compensation, le cœur fonctionnera bien.

M. Duroziez (Gaz. des hôpitaux, 1874) ayant observé des malades qui, après avoir pris pendant quelques jours de la digitale, restaient pendant plusieurs mois sans avoir de nouvelle attaque d'asystolie, en conclut que l'action de la digitale se manifeste pendant plusieurs mois. La digitale s'élimine lentement, il est vrai, mais malgré cela, on ne peut admettre qu'elle agisse encore au bout de plusieurs mois.

A *la 4me période* des affections cardiaques, lorsque le myocarde a subi des altérations profondes, soit la dégénérescence graisseuse, soit la sclérose, la digitale cesse d'agir. Elle ne ralentit que peu ou pas les contractions cardiaques, n'augmente pas leur énergie, ne produit presque jamais la diurèse, ou ne produit qu'une diurèse très faible, passagère, et insuffisante pour faire disparaître les congestions et les œdèmes.

Dans ces cas, si la digitale n'est pas utile, elle n'est pas indifférente; elle devient rapidement nuisible, probablement parce que par son action sur les vaisseaux elle augmente la tension sanguine, et par conséquent l'obstacle que le cœur a à soulever sans augmenter ses contractions.

CHAPITRE III.

En résumé, nous venons de voir que la digitale, à la *période eusystolique*, ne produit *aucun effet utile*, qu'à la *période hypersystolique* ses effets ne peuvent qu'augmenter *les troubles fonctionnels*, mais qu'en revanche, à la période *d'asystolie intermittente*, lorsque la compensation est rompue, elle peut produire des *effets admirables*, et qu'enfin à la *période ultime* des affections cardiaques, elle ne donne plus les résultats qu'on lui demande et que le plus souvent elle aggrave la situation.

La digitale, ainsi que nous l'avons vu, ralentit, régularise, renforce les contractions cardiaques et le pouls, augmente notablement la sécrétion urinaire et fait disparaître les congestions et les œdèmes.

La digitale trouvera donc son indication, lorsque le pouls sera accéléré, petit, irrégulier et inégal, lorsque la quantité des urines sera diminuée, lorsqu'il y aura des congestions périphériques et viscérales. En dehors de ces cas, nous ne voyons nullement son utilité.

Pour que la digitale soit utile, il ne suffit pas que le pouls soit petit, fréquent, irrégulier, car il n'est pas rare de voir des cardiaques se porter très bien avec un pouls présentant ces caractères, mais il faut que la fréquence,

la petitesse et l'irrégularité soient anormales ; il faut
surtout qu'il y ait diminution de la quantité des urines
et le changement de coloration et de densité. Aussitôt
que la quantité d'urines émises en vingt-quatre heures
est inférieure à 800 ou 1000 gr., on doit donner la digitale, et ne pas attendre la production des congestions
et des œdèmes.

Ces congestions et ces œdèmes doivent toujours être
évités chaque fois qu'on pourra le faire, et on le pourra
en donnant de la digitale aussitôt que les urines diminuent.

Les congestions doivent être évitées parce qu'elles augmentent l'obstacle que le cœur déjà affaibli a à vaincre ;
de plus elles dilatent le système veineux périphérique
et viscéral. Lorsque ces dilatations se reproduisent fréquemment, elles amènent une dilatation définitive des
veines, la perte d'élasticité des parois, d'où des congestions permanentes des organes, qui gênent le fonctionne-
ment normal de ces organes et en particulier du foie et
du poumon, amènent l'altération de ces organes et
troublent leurs fonctions.

Un cardiaque peut vivre longtemps et bien se porter
avec un pouls petit, fréquent, irrégulier et inégal,
mais la santé est incompatible avec l'oligurie. Aussitôt
que les urines descendent au-dessous de 1,000 centi-
litres cubes, on est certain que la tension artérielle est
diminuée et que la tension veineuse est augmentée,
c'est-à-dire que l'asystolie commence, que les congestions et les œdèmes vont apparaître.

L'oligurie est généralement le premier symptôme de

l'asystolie, elle ne fait jamais défaut, elle est toujours facile à constater. Aussi a-t-elle une très grande importance, au point de vue des indications thérapeutiques. Dès que l'urine diminue de quantité, qu'elle devient plus dense, plus foncée, plus épaisse, il faut se hâter de donner la digitale si on veut éviter l'apparition des congestions viscérales et des œdèmes, ou au moins s'opposer à leur trop grand développement.

Il est donc très important chez un cardiaque, menacé d'asystolie, de mesurer tous les jours la quantité d'urines émises, et un simple coup d'œil jeté sur le bocal suffit à faire connaître l'état du malade. Les accidents asystoliques apparaissent lorsque les urines s'abaissent au-dessous de 1 litre, et diminuent lorsque la quantité des urines augmente; de sorte qu'on peut dire avec M. Fernet, le bocal d'urine est, dans certaines maladies du cœur, ce qu'est le thermomètre dans les maladies fébriles.

Nous avons jusqu'à présent étudié l'action de la digitale dans les affections valvulaires, en général, sans tenir compte ni du siège ni de la nature de la lésion. Nous allons maintenant examiner son action dans les différentes affections valvulaires, et nous allons voir combien le siège de la lésion influe sur les résultats donnés par la digitale.

CHAPITRE IV.

A. — *Affections mitrales.* — A la période eusystolique, les symptômes fonctionnels font généralement
défaut. Le pouls est quelquefois plus petit et moins
régulier qu'à l'état normal ; mais qu'importe, puisque
ces contractions sont suffisamment énergiques.

La période hypersystolique fait ici à peu près complètement défaut. Lorsqu'il survient des troubles dus
à l'exagération des contractions, la digitale les augmente plus souvent qu'elle ne les diminue. Ces troubles,
tels que palpitations, etc., sont plutôt justifiables des
calmants et surtout du bromure de potassium que de
la digitale.

La troisième période, que nous avons appelée période
d'asystolie intermittente, présente dans les affections
mitrales une très grande durée, tandis que dans les
affections aortiques elle est très courte et fait même le
plus souvent défaut.

Ce qui caractérise cette période, c'est l'apparition de
crises d'asystolie, séparées par des périodes plus ou
moins longues où la compensation est rétablie.

Dans l'intervalle des périodes d'asystolie le pouls est
petit, fréquent, irrégulier et inégal, mais les contrac-

tions sont suffisamment énergiques, puisque le cœur suffit à sa tâche. Le ralentissement et la régularisation des contractions que produirait la digitale n'aurait aucune utilité; de plus comme il faudrait prolonger presque continuellement son usage pour obtenir la persistance de ses effets, on ne tarderait pas à voir apparaître des symptômes d'intolérance, prodromes de l'intoxication digitalique.

Lorsque la compensation sera rompue, et elle le sera souvent, on devra se hâter de donner la digitale. C'est dans les affections mitrales, et surtout dans cette période d'asystolie intermittente que la digitale produit les effets remarquables que nous avons signalés plus haut. Nous avons dit que la digitale donnait de bons effets lorsque les contractions cardiaques étaient accélérées, faibles, irrégulières, inégales, lorsqu'il y avait oligurie, congestions, œdèmes. C'est dans cette période des affections cardiaques que nous trouverons souvent réunis ces symptômes. La digitale triomphera non seulement des petites attaques d'asystolie qui se montrent au début de cette période, et qui sont caractérisées par les modifications du pouls, la diminution des urines, et un peu de congestion pulmonaire, mais elle triomphera aussi de ces attaques d'asystolie graves avec congestions généralisées, avec œdèmes et hydropisies considérables, avec insuffisance tricuspidienne concomitante. Mais pour que la digitale agisse, il faut que la fibre cardiaque ne soit pas trop altérée, il faut qu'il y ait plutôt cardiataxie que faiblesse cardiaque.

Tant qu'on pourra constater au milieu des pulsations

faibles, inégales, quelques pulsations assez développées, annonçant que le cœur a encore une certaine
énergie, on peut être assuré que la digitale produira
des effets utiles.

Dans les affections mitrales, elle pourra agir pendant
des années ; il n'est pas rare, en effet, de voir des cardiaques qui, tous les quinze jours, tous les mois, tous
les deux mois, ont des attaques d'asystolie, qui disparaissent plus ou moins rapidement par l'usage de la digitale.

Tant que la digitale agit bien, tant que, après son
administration, les attaques d'asystolie sont éloignées,
on peut être certain que la fibre cardiaque n'est pas
trop altérée, mais lorsque les attaques d'asystolie se
rapprochent, lorsque la digitale ne produit plus une
diurèse abondante, lorsqu'elle ne triomphe plus complètement des troubles asystoliques, on peut affirmer
qu'avant peu elle n'agira plus, et que le malade tom-
bera dans la période d'asystolie définitive, suivie à bref
délai de la cachexie cardiaque et de la mort.

La digitale, dans les deux dernières périodes des
affections cardiaques, n'est donc pas seulement un *agent
thérapeutique*, mais un agent de *diagnostic et de pronostic*, elle met pour ainsi dire sous les yeux l'état de la
fibre cardiaque ; aussitôt qu'elle cesse d'agir, on peut
prédire la mort à bref délai.

B. — *Affections aortiques*. — A la période de compensation, la digitale est nuisible, parce que le pouls
étant déjà fort, bondissant, dur, et les artères souvent

athéromateuses, la digitale, en l'augmentant, pourra produire les accidents signalés par Traube, c'est-à-dire l'hémorrhagie et, en particulier, l'hémorrhagie cérébrale.

La période d'hypersystolie est souvent très longue. Les troubles fonctionnels consistent surtout en palpitations, angoisse pécordiale. Les contractions cardiaques sont énergiques, régulières, égales. La digitale augmente l'énergie et diminue le nombre des contractions. Au lieu d'avoir 70 ou 80 pulsations, le malade n'en a que 60 ; mais ces pulsations sont plus pénibles que les 70 qu'éprouvait le malade avant de prendre de la digitale.

La période d'asystolie intermittente fait très souvent défaut et est toujours de très courte durée.

Pendant très longtemps le malade a, outre les palpitations, des symptômes d'anémie et surtout d'anémie cérébrale ; mais les troubles circulatoires dus à l'insuffisance des contractions cardiaques, n'apparaissent qu'à la fin de la maladie. On ne voit apparaître des congestions et des œdèmes, que lorsque la maladie *entre dans la mitralité*. C'est alors que l'usage de la digitale pourra être de quelque utilité. Mais il ne faudra pas s'attendre à obtenir des effets aussi brillants et surtout aussi persistants, que dans les affections mitrales. Au début on verra apparaître le ralentissement du pouls, la régularisation et l'augmentation de la force des contractions cardiaques, l'augmentation considérable de la quantité des urines, la diminution des congestions et des œdèmes. La digitale semble agir aussi bien que dans les affections mitrales ; mais, à peine l'œdème a-t-il disparu souvent même avant sa disparition, l'anurie se reproduit, le pouls devient de nouveau plus fréquent, plus mou, irrégulier, les congestions et les œdèmes reparaissent.

Presque toutes les fois que nous avons vu la digitale agir sur les aortiques en asystolie, ses effets ont été de très courte durée ; à peine les troubles dus à l'asystolie avaient disparu que de nouveaux troubles reparaissaient. De plus nous avons rarement vu la digitale agir plusieurs fois chez les aortiques. Elle triomphera de la première, de la seconde, quelquefois de la troisième attaque d'asystolie ; mais nous avons toujours vu l'asystolie définitive arriver rapidement, suivie à bref délai de la cachexie cardiaque et de la mort.

Le ralentissement du pouls nous a toujours paru moins marqué que chez les mitraux. De faibles doses de digitale feront facilement descendre le pouls d'un mitral de 120 ou 140 à 60 pulsations, et même au-dessous, tandis que, chez les aortiques, le pouls descend difficilement au-dessous de la normale.

La durée du ralentissement du pouls est beaucoup plus courte dans les maladies aortiques que dans les maladies mitrales.

La digitale, même à dose faible, produit quelquefois des irrégularités, alors que le pouls était régulier, ou augmente l'irrégularité du pouls ; cette irrégularité est d'ailleurs de courte durée.

La diurèse peut être aussi abondante, mais toujours moins prolongée dans les affections aortiques.

L'insuccès fréquent ou le succès incomplet de la digitale dans les maladies aortiques, trouve son explication dans l'état du cœur. Les aortiques n'ont de l'asystolie que lorsque le myocarde est profondément altéré, soit qu'il y ait myocardite fibreuse, soit qu'il y ait dégénérescence graisseuse. Les fibres cardiaques étant détruites en grande partie, la digitale ne peut plus avoir d'action.

C. — *Affections tricuspidiennes.* — Lorsqu'elles accompagnent une affection du cœur, la digitale triomphe presque toujours des troubles qu'elles produisent.

Lorsqu'elles se manifestent en dehors des affections du cœur gauche, la digitale triomphe quelquefois des troubles asystoliques qui les produisent. Mais ses effets sont loin d'être aussi utiles que dans les affections mitrales. (Voir observ. IX, X, XI.)

Souvent la digitale aggrave l'état du malade (observations VIII, XII).

D. — *Affections du myocarde.* — Dans les affections du myocarde, la digitale ne peut produire que des effets nuisibles en dehors des crises asystoliques. Mais, lorsque le cœur devient insuffisant, lorsque ses contractions deviennent plus faibles, plus fréquentes, irrégulières, lorsque les urines diminuent et deviennent épaisses et troubles, lorsqu'apparaissent des congestions périphériques et viscérales, ainsi que des œdèmes, la digitale peut produire de bons effets. Mais, ici, comme dans les affections valvulaires, le succès de la digitale est subordonné à l'état de la fibre musculaire : moins elle sera altérée et plus la digitale sera utile. Aussi, lorsque l'asystolie sera due à une dilatation du ventricule gauche avec insuffisance mitrale fonctionnelle, lorsque le cœur sera forcé plutôt qu'épuisé, la digitale produira des effets utiles et durables, mais lorsque l'asystolie sera due à la cardioplégie, à l'altération profonde du myocarde, lorsqu'elle s'accompagnera de cachexie cardiaque, la digitale sera plutôt nuisible qu'utile.

Mais, le plus souvent, il est difficile de savoir si le cœur est forcé ou épuisé. Cependant, lorsque l'asystolie survient à la suite d'une cause occasionnelle, telle que des fatigues, des efforts prolongés, des affections aiguës ou chroniques des voies respiratoires, on est en droit d'espérer que le cœur est plutôt forcé qu'épuisé, et que la digitale triomphera des troubles asystoliques ; lorsqu'au contraire l'asystolie survient sans cause occasionnelle, elle est généralement due à l'altération profonde du myocarde et la digitale restera sans succès.

Dans les affections du myocarde, les effets de la digitale sont très variables et le plus souvent impossibles à prévoir. Dans quelques cas, à la suite du ralentissement et du renforcement des contractions cardiaques et d'une diurèse abondante, on verra disparaître les congestions et les œdèmes pour un temps très long, au point que le malade peut se croire guéri, dans d'autres cas moins heureux, sous l'influence de la digitale, les accidents asystoliques disparaîtront mais pour un

après la suppression du médicament ; enfin, dans des
temps très court, et reparaîtront presque aussitôt
cas malheureux, la digitale restera sans effet ou même
aggravera l'état du malade et hâtera la terminaison
fatale.

Dans nos observations nous rapportons six cas de
myocardite : dans les deux premiers (obs. n°s 6 *bis* et 10), la
digitale a fait disparaître les accidents asystoliques pour
un temps très long, ce qui a permis aux malades de
sortir de l'hôpital, se croyant presque guéris ; dans les
deux cas suivants (obs. 9 et 13), la digitale n'a fait
disparaître que passagèrement les troubles asystoliques
et les malades ont fini par succomber à une crise
d'asystolie ; enfin, dans deux cas (obs. n°s 11 et 12), la
digitale est restée sans effets utiles et a peut-être
activé la mort.

CHAPITRE V.

Après cette longue étude de l'action de la digitale
dans les maladies du cœur, aux différentes périodes de
leur évolution, nous pouvons aborder l'étude des indications et des contre-indications de ce précieux médicament.

Nous avons vu que la digitale donnait dans certains
cas des résultats remarquables, dans d'autres des résultats à peu près nuls, et que dans d'autres enfin elle
aggravait l'état du malade. En présence de résultats
aussi différents, on ne peut admettre, comme le font
Teissier et Chappet (de Lyon), que la digitale est appli-
cable à toutes les maladies du cœur et à toutes les périodes de leur évolution. Les indications doivent reposer
sur les observations cliniques et non sur les expériences
physiologiques. Les auteurs qui se sont écartés de la
clinique et ont voulu déduire les indications de la digitale de son action physiologique sont arrivés à des conclusions absolument fausses. C'est ainsi que Lelion
arrive à dire que la digitale est indiquée dans le rétrécissement des orifices et contre-indiquée dans l'impuis-
sance.

Pour donner une idée du désaccord qui règne sur ce

sujet, nous avons résumé les opinions émises par les différents thérapeutistes :

Teissier et Chappet (de Lyon), ayant remarqué que la digitale modifie toujours le tracé sphygmographique et le rapproche du tracé normal, recommandent la digitale dans toutes les affections cardiaques et à toutes les périodes de ces affections et en tirent cette conclusion absolument erronée que la digitale augmente la tension artérielle lorsqu'elle est trop faible, et la diminue lorsqu'elle est trop forte.

Gubler recommande la digitale pendant la période de compensation dans les affections aortiques et particulièrement dans le rétrécissement. « A la période asystolique, dit-il, c'est lorsque l'asystolie est le résultat d'un état ataxique du cœur, de la cardiataxie, que la digitale rend les plus grands services en régularisant les battements précipités et insuffisants du muscle cardiaque. Elle réussit assez mal lorsque le cœur se trouve dans cette sorte d'état paralytique que nous désignons sous le nom de cardioplégie ».

Lelion, élève de Gubler, arrive aux conclusions suivantes : « La digitale est indiquée dans le rétrécissement des orifices, contre-indiquée dans les insuffisances. Dans l'insuffisance mitrale, à dose modérée, elle peut avoir une utilité relative en régularisant la circulation capillaire. Pour Lelion, ce qui est important, c'est de savoir si le malade a un rétrécissement ou une insuffisance ; que la lésion soit compensée ou non, qu'elle siège à l'orifice mitral ou aortique, peu importe.

Nous avons montré, en étudiant l'action de la digitale

aux différentes périodes des affections cardiaques, que la digitale ne produit aucune action utile pendant la période de compensation, aussi ne pourrait-on protester assez énergiquement contre la pratique de Teissier et de Gubler, qui consiste à donner de la digitale aux cardiaques pendant toute leur vie. On exposerait bien inutilement ces malades aux accidents que peut produire la digitale, sans aucun profit pour leur santé. De plus, lorsque la digitale deviendrait réellement utile, le malade pourrait avoir de l'intolérance qui obligerait à cesser son emploi avant d'en avoir obtenu les bienfaits. Heureusement la méthode de Teissier a peu d'adhérents, et presque tous les thérapeutistes réservent-ils la digitale pour combattre les troubles fonctionnels.

M. G. Sée recommande la digitale pour combattre les palpitations (liées aux affections cardiaques), l'arrhythmie et l'asystolie.

M. Peter est à peu près du même avis. « La digitale est indiquée quand, en même temps qu'une lésion valvulaire nettement caractérisée, il y a irrégularité, tumulte et fréquence des contractions cardiaques, ou palpitations pénibles et désordonnées ».

Enfin la plupart des thérapeutistes réservent la digitale pour les cas où il y a affaiblissement des contractions cardiaques, et la proscrivent lorsqu'il y a parésie du cœur.

Pour M. Potain, la digitale est indiquée toutes les fois que le cœur présente une contractilité insuffisante, et qu'il est capable de répondre à l'excitation digitalique et de subir cette augmentation de travail.

Pour M. Jaccoud, la digitale est indiquée lorsque l'énergie cardiaque et la pression artérielle sont abaissées, elle est contre-indiquée quand l'énergie du cœur et la pression artérielle sont accrues.

Pour M. Huchard, la digitale est indiquée dans toutes les affections caractérisées par affaiblissement du cœur et abaissement de la tension artérielle, contre-indiquée dans toutes les affections du cœur où la tension artérielle est élevée, ainsi que dans les cas où la faiblesse du cœur est excessive, c'est-à-dire dans les cas de cardioplégie. MM. Dujardin-Beaumetz, Bernheim, Bloch (de Nancy) partagent tout à fait cette opinion.

Enfin quelques thérapeutistes restreignent encore plus le champ de la digitale. Pour Lasègue, en dehors des crises de l'état mitral, la digitale est un exécrable médicament, nuisible partout ailleurs, et dans tous les autres états cardiaques organiques et inorganiques (par crise mitrale Lasègue comprend les crises qui surviennent dans les affections aortiques devenues mitrales).

Pour M. Fernet, la digitale ne doit être employée qu'à la période dyssystolique des affections mitrales, c'est-à-dire dans les cas où le cœur est plutôt forcé qu'affaibli, lorsque le pouls est irrégulier, inégal, avec quelques pulsations bien développées, qui dénotent que la contractilité n'est pas définitivement amoindrie. Elle est contre-indiquée dans la dernière période des affections mitrales « lorsque le cœur est radicalement impuissant et ulcéré dans sa structure ». Elle est également contre-indiquée dans les affections aortiques, parce qu'alors

« l'asystolie est toujours la conséquence de l'épuisement ou de la dégénérescence graisseuse des fibres musculaires ».

Notre opinion diffère peu des deux dernières, et pour formuler les indications nous ne perdrons pas de vue les trois propositions suivantes qui sont démontrées par l'observation :

1° La digitale ne produit pas d'effets utiles en dehors de la crise mitrale ;

2° Elle ne produit des effets utiles, *durables* et *répétés*, que dans les crises mitrales dues à une lésion *organique* de la valvule mitrale (insuffisance ou rétrécissement) ;

3° Elle cesse d'agir lorsque l'altération du myocarde est trop avancée.

Les indications basées sur les données cliniques doivent être tirées :

1° Des symptômes observés ;

2° De la lésion qui les a produits, mais souvent le diagnostic de la lésion étant impossible, il est indispensable de considérer deux cas :

1° *La lésion est inconnue.*

Dans ce cas, on peut donner la digitale. Si elle augmente l'énergie des contractions cardiaques, elle sera doublement utile : 1° en faisant disparaître les troubles asystoliques ; 2° en faisant apparaître un ou plusieurs bruits de souffle qui permettront de faire un diagnostic et de formuler le pronostic. Si elle n'augmente pas l'énergie des contractions cardiaques, c'est que le cœur est altéré, la digitale aura fait le diagnostic et on sera autorisé à porter un pronostic grave et à annoncer une terminaison prochaine. Mais lorsqu'on donne la digitale sans connaître la lésion cardiaque, il faut toujours être très sobre de ce médicament et se rappeler que si la digitale n'est pas utile, elle sera presque toujours nuisible.

2° *La lésion est connue.*

a. — *Affections mitrales.* — La digitale est indiquée exclusivement à la période d'asystolie intermittente, lorsqu'on observera les symptômes suivants :

Diminution notable de la quantité des urines et surtout systoles cardiaques fréquentes, irrégulières, inégales avec quelques contractions assez fortes.

Pouls fréquent, irrégulier, inégal avec quelques pulsations assez fortes.

La diminution des urines et l'accélération, avec inégalité et irrégularité du pouls, suffisent pour justifier l'emploi de la digitale. Son indication sera plus formelle si à ces troubles se joignent de la cyanose, de l'oppression, des œdèmes et des hydropisies, résultant de stases veineuses périphériques et viscérales.

b. — *Affections aortiques.* — Elle n'est indiquée que dans les cas où les aortiques entrent dans la mitralité, c'est-à-dire lorsqu'il survient une insuffisance mitrale fonctionnelle. Les indications symptomatiques seront alors les mêmes que dans les affections mitrales.

c. — *Affections tricuspidiennes.* — Les indications sont les mêmes que pour les lésions du cœur gauche, qui en sont le plus souvent la cause.

d. — *Lésions complexes.* — La règle pour l'usage de la digitale sera tirée de la lésion prédominante.

e. — *Affections du myocarde.* — Elle n'est indiquée que dans les crises mitrales lorsque les urines diminuent, lorsque le pouls devient fréquent, irrégulier, inégal, et lorsqu'il survient des congestions et des hydropisies.

f. — *Dilatations.* — Dans les dilatations simples, la digitale peut aider l'organe à reprendre sa tonicité (Potain). Elle réussit moins bien dans les dilatations liées à une affection du poumon, du foie, ou de l'estomac (Potain).

CONTRE-INDICATIONS.

A. — *Contre-indications tirées des symptômes.*

1° La digitale est contre-indiquée toutes les fois qu'il y a des symptômes de dégénérescence graisseuse avancée ;

2° Lorsque les urines seront abondantes ;

3° Lorsque le pouls sera lent et fort (elle réussit rarement lorsque le pouls est régulier, aussi pourrait-on
presque faire de la régularité du pouls une contre–indication de l'usage de la digitale) ;

4° Lorsqu'il y a troubles des fonctions de l'estomac
(Potain) ;

5° Lorsqu'il y aura albuminurie due à une néphrite
parenchymateuse ou interstitielle ;

6° Lorsqu'il y a respiration de Cheyne-Stokes ;

7° Lorsqu'elle aura déjà été donnée sans succès.

B. — *Contre-indications tirées des lésions.*

La digitale est contre-indiquée dans toutes les affections cardiaques, à la période de compensation et à la
période d'asystolie définitive, lorsque l'asystolie ne sera
pas liée à une crise mitrale, lorsque la digitale aura
été donnée une première fois sans succès.

CHAPITRE VI.

Dans les asystolies graves accompagnées de congestions généralisées, d'œdèmes et d'hydropisies abondants, il y a non seulement affaiblissement des contractions cardiaques, mais augmentation de l'obstacle à vaincre. La digitale pourra augmenter l'énergie des contractions cardiaques, mais il faudra faciliter sa tâche en diminuant l'obstacle à vaincre. On y arrivera par les purgatifs drastiques qui diminuent les œdèmes et l'hydropisie, par les saignées locales au niveau des organes congestionnés (ventouses scarifiées sur la région hépatique et le thorax), et enfin par les saignées générales.

Enfin il est souvent utile de favoriser la diurèse par l'usage des diurétiques et en particulier du lait.

CHAPITRE VII.

La digitale, comme tous les médicaments actifs, est susceptible de produire des troubles fonctionnels et même des accidents plus ou moins graves ; mais, hâtons-nous de le dire, les symptômes morbides observés sont imputables à l'abus de la digitale et non à la digitale elle-même. Quand on emploie ce médicament à dose modérée (de 10 à 30 centigrammes) et qu'on ne prolonge pas son usage au delà de quatre ou cinq jours, on ne voit jamais survenir le moindre accident. Si, au contraire, on donne la digitale à la dose de 50 centigrammes à 1 ou 2 grammes, pendant plus de cinq ou six jours, on voit souvent survenir des symptômes d'intolérance ou même des accidents plus ou moins graves.

Les troubles les plus fréquents portent sur l'appareil gastro-intestinal. Le malade, soumis à la digitale, éprouve, vers le cinquième ou sixième jour, quelquefois plus tôt, un goût amer, désagréable, accompagné d'anorexie ; puis surviennent des nausées et des vomissements et quelquefois des coliques et de la diarrhée. Ces troubles disparaissent rapidement par la suppression de la digitale.

Les autres accidents causés par la digitale sont assez rares.

Du côté de l'appareil circulatoire on peut observer un ralentissement trop considérable des contractions cardiaques, et quelquefois même un arrêt momentané du cœur. Ce ralentissement peut être suivi d'une accélération avec irrégularité des contractions, avec faux pas du cœur, en un mot, une véritable asystolie digitalique, signalée pour la première fois par Traube.

Les troubles nerveux qui ont été observés sont : les vertiges, l'obnubilation de la vue avec dilatation de la pupille, de la dyschromatopsie (Murray) et enfin le délire. M. Durozier a publié dans la *Gazette des hôpitaux*, 1874, un grand nombre d'observations de délire survenu dans le cours du traitement par la digitale; de plus, dans un mémoire inédit (prix Desportes), il insiste beaucoup sur cet accident qu'il considère comme assez fréquent. Il est vrai que M. Durozier considère comme délire digitalique tout délire qui survient chez un cardiaque traité par la digitale, il est inutile de dire que cette interprétation est très sujette à contestation, le délire étant très fréquent chez les cardiaques qui ne prennent pas de digitale. Le délire digitalique est presque toujours nocturne. C'est pourquoi il passe souvent inaperçu (Durozier).

Traube a signalé un accident beaucoup plus grave que les précédents : l'hémorrhagie cérébrale. Elle se produirait surtout chez les gens atteints d'hypertrophie du cœur, avec athérome, et en particulier dans la néphrite interstitielle. L'embolie cérébrale pourrait peut-être se produire sous l'influence de la digitale. Dans l'observation n° 3 on verra que cet accident s'est produit le deuxième jour du traitement par la digitale, alors que la malade n'avait pris que 60 centigrammes d'infusion de digitale.

L'embolie est-elle due à la digitale? C'est possible, mais il est impossible de l'affirmer. La digitale donnée à dose thérapeutique pendant très longtemps pourrait causer la dégénérescence graisseuse des fibres musculaires du cœur (Megevand et Gourvat).

Enfin, la mort pourrait être la conséquence de l'abus de la digitale. Elle pourrait survenir, soit pendant le traitement, soit quelques jours après la suppression du médicament (Durozier).

CHAPITRE VIII.

1° *Pharmacologie.* — La partie de la plante presque exclusivement employée est la feuille. On ne doit faire usage que des feuilles radicales de deuxième année. Elles doivent être cueillies au moment de la floraison, séchées à l'étuve, conservées en vase clos et renouvelées tous les ans (Hepp).

Schmiedeberg a retiré de la digitale quatre alcaloïdes : la digitaline, la digitonine, la digitaléine et la digitoxine.

Le principe le plus actif est la digitaline, isolée pour la première fois à l'état amorphe par MM. Homolle et Quévenne (1844), mais la digitaline amorphe n'est qu'un mélange des quatre alcaloïdes isolés par Schmiedeberg. Nativelle, le premier, obtint la digitaline à l'état cristallisé (1872). Depuis, Blaquart (1872) et Homolle, plus récemment, ont obtenu de la digitaline cristallisée un peu différente de celle de Nativelle.

La digitaline cristallisée ne serait pas un produit absolument pur, puisque « Roucher a pu en extraire plusieurs corps jouissant de propriétés chimiques, sinon physiologiques, différentes ». (G. Sée.)

Les autres principes retirés de la digitale ne sont pas employés : la digitaléine est très soluble ; la digitonine, très active ; la digitoxine, extrêmement dangereuse (G. Sée).

Enfin, à l'étranger il existe trois variétés de digitaline amorphe : les digitalines allemandes de Mœrk, de
Kosmann, et celle de Morson.

2° *Doses.* — Les doses employées varient de 10 centigrammes à 3 grammes. A l'étranger, et particulièrement
en Allemagne, on n'hésite pas à prescrire la digitale à
la dose de 1, 2 et 3 grammes par jour pendant plusieurs
jours consécutifs. En France, on se contente, généralement, de doses plus restreintes, mais encore beaucoup
trop fortes. MM. G. Sée et Fernet ont déjà montré l'a-
vantage des faibles doses de digitale. Il suffira de jeter
un coup d'œil sur nos observations pour se convaincre
que la digitale à la dose de 20, de 15 et même de 10 centigrammes peut donner des résultats remarquables,
aussi rapides, aussi constants et aussi sûrs que ceux obtenus avec des doses dix fois plus fortes. Enfin, ces
faibles doses ne produisent jamais d'intolérance et jamais d'accidents, lorsqu'on ne prolonge pas leur usage
au delà de cinq ou six jours, de sorte qu'à faible dose,
dans les cas douteux, lorsqu'on soupçonne une altération profonde du myocarde sans pouvoir l'affirmer, on
sera autorisé à employer la digitale à la dose de 10 centigrammes, par exemples ; si le cœur est trop altéré,
elle n'améliorera pas l'état du malade ; mais, sans l'ag-
graver sensiblement, elle permettra au moins de faire
le diagnostic de la lésion et de l'état du muscle et d'en
déduire des indications thérapeutiques.

En présence des résultats surprenants obtenus par les
doses de 10 et 15 centigrammes, il est regrettable de

voir encore faire usage des doses de 75 centigrammes et de 1 gramme, qui exposent le malade à des accidents plus ou moins graves, sans aucun profit pour sa santé. Lorsqu'il s'agit d'un médicament aussi actif que la digitale, mais susceptible de produire des accidents graves, il est indispensable de réduire la dose autant que possible, pourvu que les effets ne soient pas diminués. Or, les doses de 10 à 20 centigrammes remplissent absolument ces conditions, puisqu'elles produisent tous les effets utiles des fortes doses, sans jamais déterminer le moindre accident, à moins qu'on ne l'emploie dans les cas où il y a contre-indication.

3° *Pendant combien de temps doit-on donner de la digitale?* — Cette question a été l'objet d'une longue discussion à la Société de thérapeutique, en 1878 et 1879. Gubler donnait la digitale pendant cinq jours, M. Bucquoy, pendant quatre jours. M. C. Paul propose de la donner jusqu'à ce que le pouls tombe à 60 pulsations, M. Hérard croit indispensable de la faire prendre aussi longtemps que possible. Enfin, M. Moutard-Martin la donne pendant quatre jours, la suspend pendant quelque temps, puis la donne de nouveau pendant quatre jours. MM. G. Sée, Jaccoud, Peter, Fernet, Huchard, Dujardin-Beaumetz, Teissier la donnent pendant quatre ou cinq jours. Bernheim la supprime après trois jours.

On peut la donner à dose constante ou décroissante, ce mode d'administration n'a pas une grande importance. Il pourrait être dangereux de la donner à dose croissante.

L'administration de la digitale a un double effet, l'augmentation de la tension artérielle et de la sécrétion urinaire ; la polyurie est beaucoup plus facile à constater que l'augmentation de tension artérielle ; de plus elle croît en raison directe de la tension artérielle. C'est donc sur elle qu'on doit se guider pour supprimer la digitale.

Il résulte de nos observations que la diurèse apparaît le troisième jour, augmente pendant deux jours, puis décroît, quel que soit le temps pendant lequel on donne la digitale.

C'est donc vers le cinquième jour que la diurèse atteint son maximum ; c'est donc le cinquième jour qu'on doit supprimer la digitale, puisque à partir de ce moment elle n'a plus aucun effet sur la sécrétion urinaire, et qu'elle se borne à ralentir le pouls.

Dans certains cas on devra suspendre la digitale avant le cinquième jour.

1° Lorsque le quatrième jour, la quantité d'urine n'aura pas augmenté d'une façon sensible ;

2° Lorsque le pouls sera descendu à 60 pulsations, mais il est inutile de donner la digitale jusqu'à ce que le pouls arrive à 60 pulsations.

4° *Préparations.* — La poudre soit en pilules, soit en paquets, doit être rejetée à cause de ses effets nauséeux et irritants.

Les tisanes sont les meilleures préparations. MM. Lassègue, G. Sée, Jaccoud, Peter, Fernet, Bentheim, Teissier conseillent l'emploi de l'infusion, tandis que

MM. Hérard, M. Martin, D. Beaumetz, C. Paul, préfè-
rent la macération. Ces deux préparations sont excel-
lentes, l'infusion nous paraît supérieure à la macération.

Les tisanes doivent être faites avec la poudre plutôt
qu'avec les feuilles. La poudre doit infuser une demi-heure
dans l'eau bouillante, ou macérer douze ou vingt-quatre
heures dans l'eau froide.

La quantité d'eau employée a peu d'importance ; ordinairement le principe actif est mis dans 250 grammes
d'eau. C. Paul emploie la macération de poudre dans
un litre d'eau. Dans tous les cas, il est indispensable de
filtrer la tisane.

Les autres préparations de digitale teinture, extrait,
sirop, etc., sont inférieures aux tisanes.

Les digitalines doivent être rejetées, parce que leurs
effets ne sont pas comparables (G. Sée), elles sont moins
diurétiques que la digitale (D. Beaumetz), et enfin,
parce qu'elles sont trop toxiques.

5° *Votes d'introduction.* — La digitale a été employée
à l'extérieur sous forme de cataplasmes (Trousseau), de
fomentations, frictions avec la pommade et la teinture,
poudre sur une surface dénudée; tous ces moyens sont
mauvais et doivent être absolument rejetés, parce que,
ou la digitale n'est pas absorbée, ou elle est absorbée à
dose inconnue, enfin elle produit souvent une irritation
de la peau.

Les injections hypodermiques proposées par Otto, Witkowski et Gubler déterminent trop souvent des abcès pour être employées.

A l'intérieur, on peut l'employer en lavement ou en potion.

Les lavements employés autrefois par Durozier, plus récemment par M. Moutard-Martin, produisent moins souvent les vomissements que les potions, mais en revanche, ils déterminent des coliques et très souvent ils sont rendus presque aussitôt, et ne produisent alors aucun effet ; aussi croyons-nous que les lavements doivent être rejetés dans presque tous les cas, et réservés pour ceux où une affection stomacale rendrait impossible l'emploi des tisanes.

La seule voie d'introduction vraiment pratique est donc la voie digestive.

OBSERVATION I (personnelle).

Insuffisance et rétrécissement mitral ; asystolie ; battements hépatiques ;
succès de la digitale.

La nommée X..., blanchisseuse, âgée de 45 ans, entre le 26 mars 1884 à l'hôpital Bichat, salle Récamier, n° 12.

A l'âge de 14 ans, violente attaque de rhumatisme qui a duré six mois.

Depuis ce moment, la malade a la respiration courte et éprouve quelquefois des battements de cœur.

A part ces troubles légers, la malade a joui d'une bonne santé jusqu'au mois de décembre 1883, époque à laquelle est survenue une bronchite, qui n'a pas encore disparu.

Depuis un mois, la malade a une dyspnée presque continuelle, qui augmente notablement au moindre effort ; une sensation de pesanteur au niveau de la région hépatique.

Fleurot.   4

Il y a trois semaines, les jambes ont commencé à enfler des chevilles, l'œdème n'apparaît que le soir et disparaît pendant la nuit; mais, depuis huit jours, l'œdème est persistant et augmente progressivement.

Etat actuel. — Face cyanosée, œdème des extrémités. Oppression continuelle augmentant au moindre effort; toux très fréquente; appétit diminué.

Cœur. — Choc faible. La pointe bat dans le cinquième espace intercostal, en dehors du mamelon, moitié un peu plus étendue qu'à l'état normal. Bruits irréguliers, inégaux, faibles et sourds. Roulement présystolique et souffle systolique léger à la pointe.

Pouls. — Petit, fréquent, irrégulier, inégal; au milieu des pulsations faibles, on trouve quelques pulsations fortes, P. 104.

Poumon. — Râles ronflants et sibilants dans toute l'étendue de la poitrine. Râles sous-crépitants fins aux deux bases.

Urines. — Rares, foncées, chargées, un peu albumineuses. 600 grammes.

Foie. — Très volumineux, débordant les fausses côtes de quatre travers de doigt, douloureux, Au-dessous des côtes, dans l'hypochondre droit et au creux épigastrique, on sent des battements hépatiques nets.

Traitement : *Infusion de digitale,* 0,30).

Le 28. P. 70, U. 1,000 (un peu d'albumine), foie énorme.

La cyanose, l'oppression et l'œdème ont diminué. La toux persiste.

Les contractions du cœur et le pouls sont un peu plus forts et moins fréquents. Inf. dig. 0,30.

Le 29. P. 46, U. 2,000, claires, limpides avec un peu d'albumine.

Les bruits du cœur sont plus nets et plus forts. Outre le roulement présystolique et le souffle systolique, on entend un dédoublement du deuxième bruit.

Le pouls est plus fort, plus régulier, plus égal, très lent, sans intermittences.

La cyanose et l'oppression diminuent.

L'œdème a presque disparu.

L'appétit revient. La malade se trouve beaucoup mieux.

Le foie est toujours aussi volumineux, mais moins douloureux.

En présence de la lenteur du pouls on supprime la digitale.

Le 30. P. 54, U. 2,500. La malade va de mieux en mieux ; l'appétit est bon ; l'oppression et la cyanose ont disparu. Il reste un
peu d'œdème autour des malléoles.

Le souffle systolique de la pointe est plus intense, le dédoublement très net.

Le pouls est plus fort, plus régulier, plus égal, toujours lent et
sans intermittences.

Les urines sont abondantes, claires avec des traces d'al-
mine.

Depuis son entrée à l'hôpital, il boit environ 1 litre 250 (750 gr
de lait, 500 gr. vin et potion).

Le 31. P. 36, U, 2,800.

1er avril. P. 42, U, 1,800.

Le 2. P. 68, U. 800.

Le 3. P. 70, U. 800. Caféine, 0,50.

Le 4. P. 60, U. 2,000. Caféine, 0,50.

Le 5. P. 52, U. 1,000, Caféine, 0,50.

Le 6. P. 56, U. 1,500. Caféine, 0,50.

Le 7. P. 66, U. 1,250. Caféine, 0,50. Le foie est toujours volumineux, présente encore des battements hépatiques, mais n'est
plus douloureux.

Le 8. P. 57, U. 1,000.

Le 6. P. 63, U. 1,100. Urines foncées. Inf. dig., 0,20.

Le 10. P. 69, U. 1,700. Inf. dig., 0,20.

Le 11. P. 54, 1,800. Pouls presque régulier, assez fort, dur. —
Cœur : souffle plus intense. Roulement présystolique et dédoublement du deuxième temps très net. Inf. dig., 0,20.

Le 12. 58, U, 2,500. Battements hépatiques plus forts.

Le 13. P. 72, U. 1,500.

Le 14. P. 60, U. 1,500.

Le 15. P. 76, U. 2,500. L'albumine persiste.

Le 16. P. 84, U. 1,200.

Le 17. P. 78, U. 1,800.

Le 19. P. 66, U. 1,050.

Le 20. P. 75, U. 1,800.

Le 21. P. 72, U. 1,600.

Le 22. P. 72, U. 1,500.

Le 23. P. 84, U. 1,150. Un peu d'oppression.

Le 24. P. 74, U, 1,150. L'oppression continue.

Le 25. P. 94, U. 1,200.

Le 27. P. 80, U. 1,400.

Le 28. P. 75, U. 1,600.

1er mai. P. 98, U. 800.

Le 2. P. 60, U. 900. Caféine, 0,50.

Le 3. P. 64, U. 1,000. Caféine, 0,50.

Le 4. P. 66, U. 2,000. Caféine, 0,50.

Le 5. P. 68, U. 1,800. Caféine, 1 gr.

Le 6. P. 66, U. 1,100. Caféine, 1 gr.

Le 8. P. 58, U. 1,900.

Le 9. 68, U. 1,500.

Le 10. P. 78, U. 1,009.

Le 11. P. 70, U. 1,000. Pendant la nuit, la malade a été très oppressé et a eu des crachements de sang noir. La face est cyanosée.

Le 12. P. 80, 1,200. Crachements de sang plus abondants.

Le 13. P. 76, U. 1,000. Les urines sont plus foncées. Souffle tricuspidien. La face est toujours cyanosée. Inf. dig., 0,15 (1).

Le 14. P. 60, U. 1,700. Légère amélioration. Inf. dig., 0,15 (2).

Le 15. P. 54, U. 2,200. Urines claires.

L'oppression et la cyanose ont disparu. Le souffle tricuspidien n'existe plus. Amélioration sensible. Inf. dig., 0,15 (3).

Le 16. P. 52, U. 1,400.

Du 16 au 20. P. 52 et 60, U. de 1,200 à 1,800.

Du 20 au 30. P. de 64 à 74, U. de 14 à 1,800.

Le 31. P. 74, U. 1,700. La malade se porte bien, elle peut se lever toute la journée, se promener sans fatigues.

Du 1er juin au 22. Le pouls varie de 60 à 70; les urines, de 1,000 à 1,800. La malade se porte bien et sort de l'hôpital dans un état de santé satisfaisant, n'éprouvant aucun trouble fonctionnel.

Observation II (personnelle).

Rétrécissement mitral; asystolie; succès de la digitale, à la dose de 10 centigrammes en infusion, et de la digitaline cristallisée à la dose de un demi-milligramme.

La nommée Fiévet, chiffonnière, âgée de 57 ans, entre à la salle Récamier, le 26 avril 1884.

Antécédents personnels. — A l'âge de 22 ans, attaque de rhumatisme qui dura trois semaines et fut peu intense.

Depuis dix ans, la malade tousse pendant tout l'hiver.

Début. Marche. — Depuis deux ans, la malade se fatigue facilement; elle est souvent oppressée et elle se plaint de palpitations assez fréquentes. Ces symptômes se sont surtout accentués pendant l'année 1883 et, depuis le mois de janvier, les malléoles sont œdématiées tous les soirs.

Il y a quatre jours ces phénomènes sont devenus très intenses, et la malade s'est décidée à entrer à l'hôpital.

Etat actuel. — Dyspnée considérable. Toux fréquente. Œdème des membres inférieurs. Face et lèvres cyanosées. Insomnie.

L'examen du cœur révèle une augmentation notable de la matité précordiale. La pointe bat dans le cinquième espace. Les battemenis du cœur sont fréquents, irréguliers, inégaux. Souffle à la pointe manquant de netteté et difficile à entendre. Pouls à 134 p.

Signes de bronchite généralisée et de congestion des bases.

Le foie est augmenté de volume et un peu douloureux à la percussion.

Les urines sont rares et contiennent de l'albumine.

18 avril. L'état général est le même. Insomnie et inappétence complète. P. 112, U. 400 gr. Densité 1,025. Traces d'albumine. 13 gr. d'urée par jour. Infusion de 0,10 de digitale.

Le 19. Toujours même état. Le souffle cardiaque est plus net. Pouls à 114, petit, irrégulier, inégal, présentant quelques intermittences.

Urines, 1,000 gr. Densité 1,019. Urée, 11 gr. per jour.

Les battements du cœur sont plus réguliers, plus égaux; souffle très net avec dédoublement du second temps. État général meilleur. Pouls à 70, plus fort et plus égal.

Urines, 1,800 gr. Densité, 1,015. Urée, 11 gr. 70 par jour.

Infusion de 0,10 de digitale.

Le 21. Le mieux s'accentue de plus en plus. Gêne respiratoire presque nulle. Pouls à 60, régulier et égal.

Urines, 1,150 gr. Densité, 1,013. Urée, 8 gr. 55. Plus d'albumine.

Infusion de 0,10 de digitale.

Le 22. L'état s'améliore de plus en plus. Pouls à 62. Urines, 1,350 gr. Densité, 1,012. Urée, 10 gr.

Le 23. Urines, 1,350 gr. 7 gr. d'urée.

La malade reste à l'hôpital jusqu'au 11 mai dans un état satisfaisant. La quantité d'urines rendue varie de 1,000 à 1,500 gr.

Du 3 au 7 mai, elle a pris chaque jour 0,50 de caféine, qui n'a produit aucune modification du pouls ni des urines.

A sa sortie (11 mai), pas de palpitation, pas d'oppression au repos.

A l'auscultation du cœur, roulement présystolique léger avec dédoublement du second temps. Pouls régulier et fort variant entre 60 et 70.

9 juin. Elle rentre de nouveau à l'hôpital avec de la cyanose de la face, de l'œdème malléolaire, une dyspnée assez considérable. Son pouls est fréquent, irrégulier et inégal. Le choc du cœur est faible. Le premier bruit est sourd et un peu prolongé.

Le 10. P. 108.

Le 11. P. 118, U. 1.000. La dyspnée persiste, augmente au moindre effort. Sommeil agité ; la malade a dû s'asseoir plusieurs fois pendant la nuit pour respirer plus librement. Pouls très fréquent, faible, irrégulier et inégal.

Traitement: Digitaline cristallisée Homolle et Quevenne, 1/2 milligramme en solution alcoolique.

Le 12. P. 76, U. 2,000. Outre le roulement présystolique, on constate un dédoublement très net du deuxième bruit. L'arythmie a presque disparu ; le pouls est plus fort, plus irégulier, moins inégal. Digitaline, 1/2 milligramme.

Le 13. P. 74, U. 2,200. Pouls plus fort, quelques intermittences.

Cœur. — Dédoublement du deuxième bruit. Le choc est plus énergique; la pointe bat dans le cinquième espace, un peu en dehors du mamelon. Digitaline, 1/2 milligramme.

Le 14. P. 72, U. 1,500. Pouls dur, presque régulier, inégal; quelques pulsations sont fortes. Digitaline, 1/2 milligramme.

Le 15. P. 75, U. 2,100. Digitaline 1/2 m.

Le 16. P. 72, U. 1,400. Digitaline 1/2 m. (6e).

Le 17. P. 66, U. 1,000. Suppression de la digitaline. Le pouls est fort, dur, presque égal et régulier.

Du 18 au 22. P. 60, 60, 62, 68, 64, U. de 1,400 à 1,200. La malade sort assez bien portante, sans oppression au repos.

RÉSUMÉ.

	Première entrée.			*Deuxième entrée.*		
1er j.	P. 112	U. 400	Dine 0.10	P. 118	U. 1.000	Dine 1/2 m.
2e j.	P. 114	U. 1.000	d°	P. 76	U. 2.000	d°
3e j.	P. 70	U. 1.800 (Max)	d°	P. 74	U. 2.200	d°
4e j.	P. 64	U. 1.150	d°	P. 72	U. 1.500	d°
5e j.	P. 62	U. 1.800		P. 75	U. 2.100	d°
6e j.	P. 60	U. 1.350		P. 72	U. 1.400	d°
7e j.	P. 64	U. 900		P. 66	U. 1.000	

Cette observation est intéressante à plusieurs points de vue: 1° parce qu'elle montre que la dose de 0,10 est suffisante pour abaisser le pouls de 112 à 60 dans l'espace de trois jours, et pour élever la quantité d'urine de 400 à 1800 dans l'espace de deux jours. (L'absence presque complète d'œdème explique la faiblesse de la diurèse). 2° Parce qu'elle permet de comparer l'action de la digitale et de la digitaline cristallisée de Homolle, dont aucun auteur n'a fait mention.

L'action sur les urines a été à peu près la même dans les deux cas, la diurèse a débuté le deuxième jour, a atteint son maximum le troisième jour, et la quantité d'urine est devenue normale vers le sixième jour, de sorte que la prolongation du traitement au-delà du troisième jour a été inutile au point de vue la sécrétion urinaire.

L'action sur le pouls a été un peu différente. Le ralentissement a été moins rapide mais plus intense avec la digitale. Avec celle-ci le ralentissement a commencé le troisième jour et a atteint son maximum le sixième.

Avec la digitaline, le ralentissement a débuté le deuxième jour et n'a atteint son maximum que le septième.

Observation III (personnelle).

Rétrécissement mitral ; bronchite chronique ; emphysème ; asystolie qu disparaît sous l'influence de la digitale ; hémiplégie droite avec aphasie survenue le deuxième jour du traitement par la digitale.

X..., âgée de 35 ans, entre le 7 mai 1884, à l'hôpital Bichat, n° 2.

Pas de rhumatisme.

La malade tousse depuis dix-huit mois.

Depuis cinq ou six mois, elle a de l'oppression et des battements de cœur lorsqu'elle monte ou marche un peu vite.

Du 1er au 4 mai, œdème des malléoles apparaissant le soir et disparaissant pendant la nuit.

Depuis le 4, l'œdème est persistant.

Le 8. *Etat actuel.* — La malade est très oppressée, tousse beaucoup et éprouve à chaque effort des palpitations.

La face est cyanosée, la moitié inférieure des jambes est un peu œdématiée.

Cœur. — Le choc ne peut être perçu.

La matité précordiale s'étend du bord droit du sternum à 2 centimètres en dehors du mamelon.

Les contractions sont très faibles, inégales, irrégulières et très fréquentes. Pas de souffle et pas de dédoublement. Pouls 130 p., très petit, très fréquent, irrégulier et inégal. Urines rares, chargées, troubles, avec des traces d'albumine.

Foie. — Volumineux et douloureux.

Poumon. — Signes d'emphysème et bronchite chronique avec congestion des deux bases.

Toux fréquente, expectoration abondante.

Gonflement des veines jugulaires, sans pouls veineux.

Diagnostic. — Asystolie d'origine mitrale probable.

Le 9. P. 120, U. 200. Même état. Inf. dig. 0,30.

Le 10. P. 108, U. 500, chargées, troubles, avec des traces d'albumine. Urée 18 gr. en vingt-quatre heures. L'œdème des membres inférieurs a augmenté. Inf. dig. 0.30.

A 8 h. du soir, la malade tombe de son lit. On la relève dans un état comateux.

Le 11. P. 80. La malade est toujours dans le coma. De plus, elle présente une hémiplégie droite complète.

Les bruits du cœur sont masqués par les bruits trachéaux.

Le pouls est moins fréquent, plus fort, moins irrégulier et moins inégal.

Urines de la veille rares, foncées, 200 gr. Urines du matin obtenues par le cathétérisme, claires, limpides, sans albumine, contenant 18 gr. d'urée par litre. D. 1,013. Inf. dig. 0,30.

Le 12. P. 72. U. D. 1,017. Urée 18 gr. par litre, abondantes.

La malade est toujours dans le coma.

L'œdème et l'oppression diminuent.

Le 13. P. 54. Urines abondantes ne pouvant être recueillies.

La malade est toujours dans le coma.

L'œdème a presque disparu à gauche, mais du côté paralysé il a notablement augmenté, il a envahi tout le membre inférieur, le membre supérieur et la paroi abdominale.

Le pouls est lent, irrégulier, inégal, avec un grand nombre de pulsations fortes.

Cœur. — Pas de souffle, dédoublement du deuxième temps qui permet de diagnostiquer un rétrécissement mitral.

Le 14. P. 40, urines abondantes.

La malade sort du coma. On constate qu'elle est complètement aphasique. L'hémiplégie est donc due à une embolie cérébrale.

Le 15. P. 66. L'œdème du côté gauche a totalement disparu, celui du côté droit est très intense ; la peau est tendue et luisante.

Le 16. P. 52. On constate un léger roulement présystolique et le dédoublement du deuxième temps.

Le 17. P. 54. L'œdème diminue à droite.

Le 18. P. 60. — Le 19. P. 64.

Le 20. P. 92. L'œdème a beaucoup diminué du côté droit.

Le 21. P. 76. — Du 22 au 30. P. 96 à 104. — Du 1er au 18. P. 100 à 108.

Pendant tout ce temps, malgré la fréquence anormale du pouls, les urines sont abondantes, il n'y a pas d'oppression ; l'œdème du côté paralysé a disparu, mais l'hémiplégie et l'aphasie sont aussi complètes qu'à leur origine.

Du 19 au 23, la malade prend tous les jours XV gouttes de teinture d'adonis vernalis. Le pouls n'éprouve aucune modification.

Le 15 juin. Depuis quelques jours, la malade est oppressée, l'auscultation révèle la présence d'une pleurésie avec très léger épanchement à droite.

Le 17. L'oppression augmente. L'œdème reparaît aux membres du côté droit. L'épanchement pleurétique est plus abondant.

Le 18. P. 106. Apyrexie. Oppression plus grande. Ponction de 1 litre de liquide clair, citrin, limpide. Lav. avec inf. dig. 0.10.

Le 19. P. 104. Lav. inf. dig. 0.10, rendu presque immédiatement.

Le 20. P. 100. Lav. inf. dig. 0.10, rendu presque immédiatement.

Le 21. P. 94. Lav. inf. dig. 0,10, rendu presque immédiatement.

Le 22. P. 96. Lav. inf. dig. 0.10, rendu presque immédiatement.

Du 23 au 30. P. 100 à 112.

Le 31. P. 110. Ponction de 1 litre de liquide purulent.

Cette observation est intéressante a trois points de vue :

1° Sous l'influence de trois doses de digitale de 0,30 cent. chaque, le pouls tombe de 120 à 40. Le ralentissement maximum s'est produit trois jours après la cessation du médicament.

Le retour à l'état normal a lieu huit jours après la suppression.

2° Dans le cours du traitement par la digitale, il s'est produit une embolie cérébrale. Est-elle due à la digitale ? C'est possible mais il est bien difficile de pouvoir l'affirmer.

3° Pendant que l'œdème du côté sain diminuait, celui du côté paralysé augmentait rapidement. La digitale a triomphé de l'œdème cardiaque, sans produire aucun effet sur l'œdème paralytique.

OBSERVATION IV (personnelle).

Insuffisance mitrale ; asystolie ; succès répétés de la digitale.

Q..., ferblantier, âgé de 60 ans, entre le 3 mars 1884, hôpital Bichat (salle Andral, service de M. Huchard).

Rhumatisme subaigu il y a six ans.

Depuis trente ans, migraines tous les huit jours.

Depuis dix mois, respiration courte et palpitations.

Pituites tous les matins, survenues à la suite d'excès alcooliques, léger tremblement.

Le 4. *État actuel.* — Face un peu cyanosée, pommettes recouvertes de varicosités. Léger œdème des membres inférieurs. Pouls veineux. Oppression. Toux. Palpitations. Appétit presque nul. Sommeil agité.

Cœur. — Léger bruit de souffle au premier temps et à la pointe. Pas de souffle tricuspidien.

Pouls. — Très fréquent, petit, irrégulier, inégal, avec quelques pulsations fortes au milieu des pulsations faibles, intermittentes.

Poumon. — Congestion des deux bases.

Foie. — Douloureux, volumineux, dépassant de trois travers de doigt le rebord des fausses côtes.

Urines rares, foncées, troubles.

Le 5. Même état. P. 112, U. 400. Inf. dig. 0.30 (1).

Le 6. P. 108, U. 500 (12 faux pas par minute). Inf. dig. 0.30 (2).

Le 7. P. 84, U. 1,600. Pouls un peu moins fort et moins fréquent. Urines plus abondantes, claires, limpides. La diurèse est survenue vers 9 heures du soir. Inf. dig. 0.30 (3).

Le 8. P. 84, U. 2,000.

Le choc du cœur est plus énergique.

A la place du souffle doux, on entend un souffle rude ressemblant à un piaulement, qui s'entend dans une grande étendue de la poitrine avec maximum un peu en dehors du mamelon, dans le cinquième espace intercostal.

Le pouls est plus fort, mais toujours très irrégulier, inégal avec quelques intermittences.

L'oppression a un peu diminué.

Amélioration notable. L'appétit revient.

Le 9. P. 84, U. 1,600. L'amélioration continue. L'appétit est bon ; le foie beaucoup moins volumineux.

L'oppression diminue. L'œdème a disparu.

Le 10. P. 96, U. 1,600.

Le 11. P. 90, U. 1,350.

Le 12. P. 84, U. 1,000. Pouls toujours irrégulier, inégal, avec de nombreuses intermittences.

Le 13. P. 82, U. 1,000. Le souffle est moins rude. Le piaulement a presque disparu. Le nombre des faux pas diminue. Le foie a repris son volume normal. L'oppression diminue.

Le 14. P. 80, U. 1,100.

Le 15. P. 80, U. 1,250.

Le 16. P. 84, U. 1,300.

Le 17. P. 84, U. 900.

Le 18. P. 80, U. 2,000.

Le 19. P. 84, U. 1,200. Pouls toujours très irrégulier.

Le 20. P. 82, U. 1,400.

Le 21. P. 82, U. 1,500.

Le 22. P. 80, U. 1,000. La cyanose et l'oppression ont un peu augmenté.

Le 23. P. 84, U. 1,100.

Le 24. P. 88, U. 850.

Le 26. P. 76, U. 400. L'oppression a augmenté.

Le 28. P. 86, U. 400. Oppression plus grande, urines rares, foncées, chargées, troubles. Inf. dig. 0.20, 1ᵉ.

Le 29. P. 66, U. 700. Pouls plus fort. plus régulier. Inf. dig. 0.20, 2ᵉ.

Le 30. P. 70, U. 500. Inf. dig. 0.20, 3ᵉ.

Le 31. P. 64, U. 750.

Le 1ᵉʳ. P. 84, U. 450.

Le 2. U. 750.

Le 3. P. 88, U. 1,075.

Le malade sort bien portant.

En sortant de l'hôpital, le malade a pu reprendre son travail. Du mois d'avril au mois de juin, la santé était à peu près bonne, le malade n'éprouvait qu'un peu d'oppression lorsqu'il montait ou marchait vite.

Mais au commencement de juin, l'oppression a augmenté, la toux est apparue, les jambes ont commencé à enfler, et les urines sont devenues rares.

Le malade entre une deuxième fois à l'hôpital.

État actuel. — Le 5 juin. L'état est à peu près le même qu'à la première entrée.

Face cyanosée, léger pouls veineux. Un peu d'œdème des chevilles. Oppression, toux fréquente. Sommeil agité, le malade ne peut dormir dans le décubitus dorsal.

Cœur. — Contractions irrégulières inégales.

Souffle rude, râpeux, au premier temps et à la pointe.

P. 104, petit, irrégulier, inégal, avec quelques pulsations assez fortes. Un peu d'épanchement pleurétique à droite. Urines rares foncées, chargées, troubles, 800. Inf. dig. 0.30 (1).

Le 6. P. 90, U. 800. Inf. dig. 0.25 (2).

Le 7. P. 70, U. 2,200.

Pouls plus régulier, plus dur, moins inégal, moins fréquent.

Cœur. — Contractions plus énergiques.

Piaulements au premier temps, à la pointe. Urines plus abondantes, claires. La diurèse est arrivée vers 11 h. du matin.

L'oppression et la toux diminuent.

Le sommeil a été moins agité ; le malade a pu dormir couché. Inf. dig. 0.20 (3).

L'épanchement pleurétique a un peu augmenté.

Le 8. P. 72, U. 1,800. Thoracentèse à droite. On retire un litre de liquide.

Le 9. P. 74, U. 1,800. L'amélioration continue. La respiration est beaucoup plus libre. L'œdème des jambes a disparu. Le pouls est moins irrégulier et moins inégal, sans intermittences.

A la base du poumon droit, en arrière, frottements, pas de souffle.

Le 10. P. 84, U. 1,800.

Le 11. P. 60, U. 1,600.

Le 12. P, 70, U. 1,200.

Le 14. P, 70, U. 1,000.

Du 15 au 20, le pouls varie de 78 à 70.

Le malade sort le 20, assez bien portant.

Observation V (personnelle).

Insuffisance mitrale ; asystolie ; pleurésie gauche ; succès de la digitale

X..., âgé de 68 ans, entre le 15 mai salle Andral.

Rhumatisme à 24 ans. Athérome artériel.

Entre à l'hôpital pour une pleurésie gauche. Dans le cours de cette maladie se développe une crise d'asystolie. A ce moment (28 mai), le malade est oppressé, a de l'insomnie, un peu de cyanose des lèvres et des joues. Le pouls est petit, fréquent (100 p.), irrégulier et inégal, avec des intermittences.

Cœur. Bruits sourds: pas de souffle ni de dédoublement.

Contractions faibles. Choc imperceptible.

Urines rares, 800. Macér. de dig. 0,15 dans un litre d'eau.

Le 29. P. 94, U. 980. Macér. dig. 0,15 (1000).

Le 60. P. 78. U. 2,200. Pouls un peu plus fort, mais toujours très irrégulier, avec intermittences nombreuses.

Ier juin. P. 78. U, 4,000.

Cœur souffle systolique à la pointe, s'entendant seulement lorsque les contractions sont fortes. Macér. Dig. 0,15 (1,000). L'oppression a notablement diminué.

Le 2. 88. 4,000. — Même état. Macér. dig. 0,15 (1,000).

Le 3. 80. 4,000. — Même état. Macér. dig. 0,15 (1,000).

Le 4. 68. 3,000.

Le 5. 68. 3,100. Thoracentèse (1 lit. de liquide clair, limpide).

Le 7. 60. 2,300.

Du 6 au 17. P. de 60 à 78. U. de 2,000 à 2,800.

Le malade sort de l'hôpital le 25, assez bien portant, l'asystolie n'a pas reparu.

Action de la digitale. — Au troisième jour, ralentissement notable du pouls de 100 à 78, diurèse abondante de 800 à 2,200. Le ralentissement du pouls continue pendant six jours. L'augmentation des urines ne continue que pendant un jour, c'est-à-dire que le maximum apparaît le quatrième jour. Le prolongement du traitement a prolongé et augmenté le ralentissement du pouls sans augmenter la diurèse.

OBSERVATION VI (personnelle),

Insuffisance mitrale; asystolie; succès de la digitale.

M. X. âgé de 28 ans, entre le 30 avril 1884 salle Récamier, service de M. Huchard, lit n° 9.

Pas de rhumatisme.

Palpitations depuis 10 ans. Elles surviennent à la suite de fatigues, et disparaissent après un ou deux jours de repos.

Depuis trois ans, la respiration est courte.

Depuis un an, le malade est obligé d'interrompre de temps en temps son travail lorsque l'oppression et les palpitations deviennent trop intenses.

Au mois de septembre 1883, les palpitations et l'oppression sont telles que le malade entre à l'hôpital. Il y reste vingt et un jours. Sous l'influence de la digitale l'oppression et les palpitations disparaissent, au bout de deux mois elles reviennent. Le malade entre de nouveau à l'hôpital. La digitaline triomphe des troubles fonctionnels.

Enfin le malade entre une troisième fois à l'hôpital, en proie à une oppression et des palpitations intenses.

Le 5. *Etat actuel* — Oppression et palpitations continuelles qui augmentent au moindre effort. Insomnie.

La face est un peu cyanosée, les veines du cou ne sont pas dilatées.

Cœur. — Contractions très intenses qui soulèvent le thorax du malade et la tête du médecin pendant l'auscultation, régulières et égales, très fréquentes. La pointe bat dans le cinquième espace en dehors du mamelon.

Souffle intense à la pointe.

Pouls. — Petit, presque insensible, régulier 120.

Poumon. — Congestion des deux bases.

Foie. — Volume normal.

Urines rares, chargées, troubles.

Le 6. P. 152. U. 700. Caféine, 0,50.

L'oppression augmente. Le malade est obligé de s'asseoir fréquemment sur son lit.

Sommeil toujours agité.

Le 7. P. 132, U. 750. Caféine 0,50.

Le 8. P. 134, U. 700. Aucune amélioration. L'oppression augmente.

La congestion pulmonaire est plus étendue, crachats hémoptoïques.

Le 9. P. 150, U. 500. Inf. dig. 0,30.

Le 10. 58, U. 900. Amélioration sensible.

Le pouls est considérablement ralenti, les urines ont un peu augmenté.

Les palpitations ont commencé à diminuer vers quatre heures du soir. Le choc du cœur est moins fort. Le pouls est devenu irrégulier, il est plus fort et plus dur.

Trait. 3 lit. de caf. Inf. dig. 0,20.

Le 11. P. 60, U. 5,350.

Le malade se trouve beaucoup mieux. L'oppression et les palpitations ont presque disparu.

Le choc du cœur est beaucoup moins fort ; le thorax n'est plus soulevé par les contractions du cœur. Le souffle systolique est toujours intense. Le pouls est plus fort, inégal et irrégulier, avec quelques intermittences.

Traitement — Un litre de lait. Inf. dig. 0,10.

Le 12. P. 66, U. 4,500. L'amélioration continue.

Le 13. P. 58, U. 3,000. Les palpitations ont complètement disparu.

Du 14 au 19. P. de 60 à 64, U. de 2,500 à 1,500.

Le 20. Le pouls est plus fréquent, 93. U. 2,000. Malgré l'accélération du pouls, le malade se porte bien.

RÉSUMÉ.

    1er jour. P. 150, U. 500, Inf. dig. 0,30.
    2e jour. P. 58, U. 900, Inf. dig. 0,20.
    3e jour. P. 60, U. 5,300, Inf. dig. 0,10.
    4e jour. P. 66, U. 4,590, (Max.)
    5e jour. P. 58, U. 3,000.

Le ralentissement du pouls est apparu le deuxième jour, et a atteint son maximum le troisième.

OBSERVATION VI *bis.*

Hypertrophie du cœur sans lésions valvulaires ; aphasie ; bronchite chronique et emphysème ; asystolie qui disparaît par la digitale.

Le nommé X..., âgé de 64 ans, entre le 24 mai, salle Andral, hôpital Bichat.

Pas de rhumatisme.

Depuis plusieurs années le malade tousse, et a la respiration courte.

L'oppression et la toux ayant augmenté notablement, le malade entre à l'hôpital Bichat, avec de l'emphysème, bronchite chronique, congestion des deux bases et un peu d'arhythmie.

Après quelques jours de repos, le malade se trouvait mieux et allait sortir de l'hôpital lorsqu'il est atteint subitement d'aphasie, qui l'oblige à prolonger son séjour à l'hôpital.

Quelques jours après cet accident l'oppression augmente, la face devient cyanosée, les membres inférieurs s'œdématient, les urines deviennent rares.

28 mai. Le malade présente les symptômes suivants :

Oppression très grande qui oblige le malade à passer les nuits

Fleurot.   5

assis dans un fauteuil. Toux fréquente et pénible. Insomnie complète. Cyanose de la face. Léger œdème des membres inférieurs.

Cœur. — Diminution du choc de la pointe. Contractions irrégulières, inégales. Pas de souffle.

Pouls. — Fréquent. 110 p. irrégulier, inégal avec nombreuses intermittences.

Foie. — Très volumineux et douloureux.

Poumon. — Signes de bronchite chronique ; d'emphysème et de congestion des deux bases.

Urines. — Rares, foncées, chargées, troubles, 500 gr.

Traitement. 6 ventouses scarif. sur la région hépatique. Inf. dig. 0,25.

Le 29. P. 58. (Pulsations cardiaques 88.) U. 200, R. 28.

Ralentissement considérable du pouls, mais augmentation du nombre des intermittences.

Le 30. P. 72. U. 3,500.

Le nombre des intermittences a diminué, il n'y en a plus que 4 par minute, au lieu de 30, ce qui explique l'accélération apparente du pouls.

Amélioration notable. L'oppression a diminué. Le malade a pu rester couché toute la nuit, le sommeil a été assez bon.

Le foie est moins volumineux et moins douloureux. L'œdème des jambes a presque disparu.

Le 31. P. 60 (Contractions cardiaques 76). U. 1,200.

L'amélioration continue. L'oppression et l'œdème ont disparu. Le pouls est un peu moins irrégulier et plus fort. Le choc du cœur est plus nettement perçu. Les bruits sont moins sourds. Pas de souffle.

1er juin. P. 60, U. 1,000.

Le 2. P. 58, U. 900.

Le 3. P. 50, U. 600.

Le 4. P. 64, U. 1,000.

Le 5. P. 66, U. 2,000.

Le pouls est toujours irrégulier, inégal, petit, avec quelques intermittences.

Le malade sort de l'hôpital assez bien portant.

Observation VII (personnelle).

Insuffisance et rétrécissement mitral; asystolie; succès de la digitale.

X..., âgé de 36 ans, boucher, entre le 26 mai 1884, salle Andral, n° 26, hôpital Bichat (service de M. Huchard).

Le malade a eu trois attaques de rhumatisme à 13, 17 et 21 ans. La durée a varié de vingt-cinq jours à trois semaines.

Depuis le mois de septembre le malade a la respiration courte; la marche, les efforts prolongés, l'ascension d'un escalier déterminent de l'oppression.

Au mois de janvier, il a eu aux membres inférieurs un peu d'œdème, qui a duré douze jours et a disparu par l'usage de la digitale.

Au mois de février, crise d'asphyxie qui a également cédé à l'emploi de ce médicament.

Il y a huit jours, le malade a été pris d'oppression à la suite de fatigues. En même temps est survenu de l'œdème, qui d'abord disparaissait par le repos, mais est devenu permanent.

Le 27. *Etat actuel.* — La face est bouffie, les lèvres et les pommettes cyanosées, la partie inférieure et moyenne des jambes, ainsi que la face interne des cuisses sont œdématiés, surtout du côté gauche. Oppression nulle au repos, mais apparaissant au moindre effort.

Cœur. — Choc faible, la pointe ne peut être sentie. Augmentation de la matité précordiale. Irrégularité et inégalité des contractions avec augmentation de la fréquence; pas de souffle ni de dédoublement.

Pouls. — Très fréquent, petit, très irrégulier, très inégal, avec quelques pulsations assez fortes. 100 p.

Urines. — Rares, foncées, troubles, sans albumine.

Foie. — Très volumineux et douloureux. Un peu d'ascite. Inappétence, sommeil agité.

Le 28. P. 122, U. 600, R. 34.

Le malade a bu environ 2 litres 1/2. Inf. dig. 0,30.

4 ventouses scarifiées sur la région hépatique.

Le 29. P. 88, U. 2,200. R. 22. Le pouls est plus fort, presque régulier et presque égal.

Cœur. — Léger souffle siégeant à la pointe, et ne s'entendant pas à toutes les contractions. Dédoublement du 2e temps.

La respiration est moins fréquente, plus libre.

Le foie est moins douloureux et moins volumineux.

La diurèse est survenue à 5 h. du soir. De dix heures du matin à cinq heures du soir, le malade avait uriné 500 gr. ; de cinq heures du soir à dix heures du matin, il a uriné 1,700. Les urines sont claires et limpides.

L'action de la digitale a été trop précoce, puisqu'elle s'est manifestée nettement après la première potion de digitale.

Le malade a bu 2 litres. Inf. dig. 0,25.

Le 30. P. 65, U. 5,000. R. 26. L'amélioration continue.

Le malade respire librement.

Le pouls est plus fort, plus dur, mais moins régulier qu'hier.

La toux et l'oppression ont presque disparu.

Le foie est moins volumineux.

L'appétit et le sommeil sont revenus.

L'ascite a disparu, mais l'œdème n'a pas diminué.

Le 31. P. 68, U. 5,500. Le choc du cœur est plus énergique. Trill très manifeste, la pointe bat dans le 5e espace intercostal en dehors du mamelon.

La toux et l'oppression ont disparu.

L'œdème diminue.

1er juin. P. 64, U. 5,300. L'œdème a notablement diminué.

Le 2. P. 58, U. 2,000. L'œdème des membres inférieurs a presque disparu ; mais il est survenu autour du coude droit un empâtement œdémateux sans aucune douleur.

Le pouls est lent, régulier et fort.

Urines claires, mais un peu albumineuses.

Le 3. P. 42, U. 1,100. R. 28. Urines foncées, troubles, avec une quantité notable d'albumine (0,50 par litre).

Le malade se trouve beaucoup moins bien ; insomnie, douleurs sourdes au creux épigastrique.

Foie. — Plus volumineux avec battements hépatiques très faibles.

L'œdème a notablement augmenté. Tout le membre supérieur droit est œdématié, la peau est tendue et luisante ; le coude gauche est œdématié.

Cœur. — Mêmes signes ; en outre on entend un souffle tricuspidien.

Vomissements bilieux.

Le 4. P. 40, U. 800.

L'œdème a fait de nouveaux progrès aux membres supérieurs et a envahi le thorax ; les membres inférieurs ne sont plus enflés. Traitement, régime lacté (1 litre de lait). Beaucoup d'albumine.

Le 5. P. 48, U. 2,200.

Cœur. — Dédoublement des deux temps.

L'œdème a diminué.

Le foie est toujours volumineux et douloureux au creux épigastrique (1 litre de lait).

Le 6. Q. 58, U. 2,200.

L'œdème continue à diminuer. Le dédoublement du 1er temps n'apparaît qu'à de rares intervalles.

Le souffle tricuspidien et les battements hépatiques ont disparu.

Les 7, 8, 9. P. 66, 68, 70, U. 3,000 à 3,500 (2 litres de lait).

L'œdème diminue progressivement.

Les 10 et 11. P. 76, U. 2,800. Le pouls est redevenu irrégulier et inégal (albumine, 0,40 par litre).

Du 12 au 16. P. 80 à 90, U. 2,000 à 2,600. Le malade va de mieux en mieux.

Le 17. P. 96, U. 2,000. Malgré la fréquence du pouls, le malade va bien, la respiration est libre. Le malade peut marcher et même monter deux étages sans oppression. Il sort sur sa demande.

RÉSUMÉ.

Le 27. P. 100, U.   x.
Le 28. P. 122, U.   600, Digitale 0,30.
Le 29. P. 88, U. 2,200, Digitale 0,25.
Le 30. P. 64, U. 5,000, Digitale 0,20.
Le 31. P. 68, U. 5,500, Digitale 0,15.
Le 1er. P. 64, U. 5,300.
Le 2. P. 58, U. 2,000.
Le 3. P. 42, U. 1,100.

Le 4. P. 40, U. 800.

Le 5. P. 48, U. 2,200.

L'action sur le pouls s'est manifestée le deuxième jour et a atteint son maximum, le huitième jour, c'est-à-dire quatre jours après la suppression de la digitale. L'action sur les urines s'est manifestée le deuxième jour et atteint son maximum le quatrième jour après le début de l'action.

La dose de 0,30, 0,25, ou 0,20 et 0,15 a paru trop forte chez ce malade ; le ralentissement du pouls a été trop considérable, trop prolongé et n'a peut-être pas été étranger à la diminution de la sécrétion urinaire et à l'albuminurie qui s'est produite le huitième jour. En tous cas on peut constater que la sécrétion urinaire a augmenté lorsque le pouls a commencé à devenir plus fréquent.

OBSERVATION VIII (personnelle).

Insuffisance et rétrécissement aortique ; insuffisances mitrale et tricuspidienne fonctionnelles ; asystolie ; amélioration passagère par la digitale ; mort ; autopsie.

Brunel, âgé de 64 ans, serrurier, entra le 21 avril 1884, salle Andral (hôpital Bichat), n° 24.

Pas d'antécédents héréditaires.

Bonne santé habituelle.

Il y a quatorze ans, le malade a eu des douleurs vagues dans les jointures.

Depuis dix ans, le malade a la respiration courte, il ne peut marcher vite, ni monter un escalier sans éprouver de l'oppression et des battements de cœur qui l'obligent à s'arrêter.

Il y a deux ans, l'oppression et les battements de cœur ayant augmenté notablement, le malade fut obligé d'entrer à l'hôpital Lariboisière, où il est resté deux mois et demi. A sa sortie, il était dans un état assez satisfaisant.

Depuis dix jours, le malade éprouve de l'oppression et tousse beaucoup. Au moindre effort il a des battements de cœur. Les jambes enflent à la fin de la journée.

Etat actuel. — La face est pâle, bouffie, les lèvres sont cyano-

sées, les veines superficielles du cou sont considérablement dilatées, la jugulaire externe présente le volume du petit doigt et
est animée de battements isochrones aux pulsations cardiaques.

Les membres inférieurs sont un peu œdématiés.

Le malade est oppressé au point de ne pouvoir dormir dans le
décubitus dorsal.

Le sommeil est agité, fréquemment interrompu par des cauchemars.

L'appétit est à peu près nul.

Cœur. — Diminution du choc, qui ne peut être perçu à la palpation.

Matité étendue de la troisième à la quatrième côte, du bord
droit du sternum à deux travers de doigt en dehors du mamelon.

Souffle systolique très net, et souffle diastolique très léger à la
base. Souffle systolique très intense à l'orifice mitral. Souffle tricuspidien.

Le pouls est régulier, ample, mais mou et dépressible. P. 80.

Poumon. — Emphysème et bronchite chronique. Congestion
des deux bases.

Foie. — Douloureux et volumineux, dépassant le rebord des
fausses côtes de trois travers de doigt.

Urines rares foncées, chargées, un peu albumineuses.

Le 23. P. 86, U. 500. Urée 10 gr. par jour.

Au sphygmographe, le pouls donne le tracé de l'insuffisance
aortique. Inf. dig. 0,10.

Le 24. P. 72, U. 400. Aucun changement dans l'état du malade.

Le 25. P. 72, U. 4,000. La diurèse est survenue hier soir à 6 h

De 9 heures du matin à 6 heures du soir, le malade n'a uriné
que 500 gr. ; de 6 h. du soir à 9 heures du matin il a uriné 3,500
grammes. Densité 1,009. Urée 150 gr. par jour.

Le malade se trouve beaucoup mieux. L'oppression a notablement diminué, la cyanose des lèvres a disparu, les veines jugulaires sont bien moins dilatées. L'œdème des membres inférieurs
a presque disparu.

Le choc du cœur est beaucoup plus fort. La pointe bat en dehors du mamelon, sous le cinquième espace intercostal.

Le souffle mitral est plus intense.

Le souffle tricuspidien a presque disparu.

Le souffle diastolique de la base est un peu plus fort. Inf. dig. 0,10 (2).

Le 26. P. 70, U. 3,200. Le souffle tricuspidien a disparu. Inf. dig. 0,10 (3).

Le 27. P. 70, U. 1,000. Le souffle mitral diminue d'intensité. Les veines du cou ne sont plus dilatées. Le pouls veineux a disparu. Inf. dig. 0,10 (4).

Le 28. P. 66, U. 1,200.

Le 29. P. 69, U. 2,200. A la pointe, au lieu d'un souffle rude et très intense, on entend un souffle doux.

Le 30. P. 80, U. 1,500. Pouls régulier fort.

Le 1er. P. 70, U. 1,500. Le souffle de la pointe est un peu plus fort.

Le 2. P. 80, U. 1,400. Insomnie persistante. Caféine, 0,50.

Le 3. P. 78, U. 400. Accès d'oppression nocturne. Caféine, 0,50.

Le 4. P. 75, U. 800. Caféine, 0,50.

Le 5. P. 90, U. 1,200. Insomnie complète. Accès d'oppression nocturne. R. 34, Caféine, 1.

Le 6. P. 81, U. 1,800. Le pouls est moins dur. Dilatation des veines jugulaires. Pouls veineux. Souffle tricuspidien. Caféine, 1 gramme.

Le 7. P. 80, U. 900. Suppression de la caféine.

Le 8. P. 78, U. 1,250. L'impulsion cardiaque est plus faible. Le pouls est plus mou, moins bondissant; plus dépressible, mais toujours régulier. Dilatation des veines jugulaires avec pouls veineux. La face prend la teinte jaune-cire, cachectique. Scille, 0 gr. 40 centigr.

Le 9. P. 88, U. 1,400. Le souffle tricuspidien est très fort. Scille, 0 gr. 60.

Le 10, P. 84, U. 1,800. Pouls régulier, mais mou; léger œdème des membres inférieurs. Scille, 0,60.

Le 11. P. 82, U. 1,800. L'œdème augmente. L'oppression est toujours très intense surtout pendant la nuit. Inf. dig. 0,10.

Le 12. P. 87, U. 1,600, R. 30. Insomnie complète, le malade peut rester couché pendant la journée, mais est obligé de se tenir assis ou debout pendant la nuit. La dilatation des veines jugulaires et le pouls veineux ont sensiblement diminué. L'œdème des membres inférieurs augmente. Les poumons sont très congestionnés. Inf. dig. 1,10.

Le 13. P. 75, U. 1,600. L'œdème augmente toujours. Inf. dig. 30.

Le 14. P. 80, U. 1,600. R. 27. Le pouls devient irrégulier et inégal. Insomnie, violente oppression nocture, respiration de de Cheyne-Stokes. Epistaxis qui a été suivie d'une légère amélioration. Inf. dig. 30.

Le 15. P. 80, U. 500. Pouls irrégulier, inégal, plus mou. Les souffles aortiques et tricuspidiens ont disparu, le souffle mitral a diminué. Le malade prend de plus en plus la teinte cachectique. Scille, 0,60.

Du 16 au 19. P. 78, U. 250 à 500, 1,200, 1,000. Scille, 0,60 tous les jours.

Le 20. P. 72, U. 500. Augmentation de la dilatation des veines jugulaires et du pouls veineux.

Le 21. P. 96, U. 600. Pouls plus irrégulier et plus fréquent.

Le 22. P. 112, U. 800. Albumine. *Cœur.* Contractions faibles, irrégulières. Diminution notable du souffle de la pointe. Oppression très grande. Pendant la nuit le malade a eu du délire, et est tombé de son lit sans pouvoir se relever, tant il est faible. Respiration de Cheyne-Stokes. Inf. dig 0.20. Morphine, 0,01.

Le 23. P. 70, U. 750. Le malade paraît un peu mieux. Le pouls est bien moins fréquent, les veines du cou sont moins gonflées. Inf. dig. 0,20.

Le 24. P. 78, U. 250. Les contractions cardiaques sont plus énergiques, les soufles aortiques ont reparu. Le souffle mitral est plus fort. Le pouls est plus petit, mais plus dur et plus régulier. La dilatation des veines du cou a disparu. (La digitale a ralenti le cœur, augmenté l'énergie de ses contractions, mais n'a pas produit de diurèse.) Inf. dig. 0,20.

Le 25. P. 80. Aggravation notable. Les contractions cardiaques sont redevenues faibles, les souffles ont à peu près disparu, le pouls est petit et mou, les veines jugulaires sont dilatées ; pouls veineux ; respiration de Cheyne-Stokes. Délire bruyant et agitation pendant toute la nuit.

Le 26. P. 92. Incontinence d'urine. Choc du cœur très faible. Disparition des souffles, pouls très mou. Mort à 10 heures.

A l'autopsie on trouve un rétrécissement et une insuffisance aortiques avec sclérose avancée du myocarde; la valvule mitrale est saine.

OBSERVATION IX (personnelle).

Hypertrophie et dilatation du cœur; emphysème; asystolie; succès momentané de la digitale, puis insuccès; mort.

X..., professeur d'équitation, âgé de 58 ans, entre le 18 juin 1884, salle Andral, n° 26. Service de M. Huchard.

Pas de rhumatisme.

Homme robuste, ayant depuis douze ans la respiration un peu courte, et quelquefois des battements de cœur, survenant sans aucune cause.

Depuis huit jours, le malade est en proie à une oppression continuelle qui, déjà intense au repos, s'exagère notablement par la marche au point de condamner le malade au repos.

19 juin. *État actuel.* — Oppression très grande. Toux. Insomnie.

Face cyanosée, lèvres bleues. Gonflement des veines du cou, avec pouls veineux.

Cœur. — Choc très faible qui ne peut être perçu.

Contractions régulières et égales. Les bruits sont sourds, le premier est voilé à la base et remplacé à la pointe par un léger souffle. Pas de dédoublement.

Souffle tricuspidien au milieu du sternum, au niveau de la quatrième côte.

Pouls, 90, régulier, égal, ample, mais mou.

Urines claires, limpides, avec un peu d'albumine.

Poumon. — Signes d'emphysème avec bronchite chronique. Respiration très fréquente, 40.

Diagnostic : Asystolie, dilatation des deux cœurs consécutive à l'emphysème.

Le 20. P. 93, U. 900, claires, limpides, sans dépôt. Même état.

Le 21. P. 90, U. 1,000. Pouls régulier, ample. Insomnie absolue. Traitement : Inf. dig. 0,30 en lavement.

Le 22. P. 98, U. 1,000, R. 36. Le malade a bu 3 litres 1/2. Lavement : Inf. dig. 0,30.

Le 23. P. 90, U. 1,000, R. 40. La cyanose et l'oppression ont augmenté. Insomnie absolue. La dyspnée était telle que le malade n'a pu rester couché.

Léger œdème des membres inférieurs.

Lavement : Inf. dig. 0,30.

Les deux premiers lavements n'ont pas été rendus, mais le troisième a été rendu au bout d'une heure et demie.

La digitale en lavement n'a produit aucun effet.

Le 24. P. 96, U. 1,000. Potion : Inf. dig. 0,30.

Le 25. P. 72, U. 2,000. Pouls fort, régulier, égal.

L'œdème des membres inférieurs a considérablement augmenté, il est intense et remonte jusqu'à la racine des membres inférieurs. Inf. dig. 0,25 (Potion).

Le 26. P. 72, U. 3,900. Pouls fort, bondissant, régulier, égal.

Cœur. — Léger, souffle systolique à la pointe. Bruits sourds et choc faible, malgré la force du pouls. L'oppression et la cyanose ont sensiblement diminué. Le gonflement des veines du cou et le pouls veineux ont disparu.

Le 27. P. 72, U. 5,000.

Cœur. — Choc plus fort. La pointe bat dans le sixième espace intercostal à deux travers de doigt en dehors du mamelon.

Le souffle mitral est plus fort. Le souffle tricuspidien a disparu.

Le cœur présente de temps en temps quelques contractions avortées, ce qui produit au pouls quelques intermittences.

Le 28. P. 70, U. 3,000, pouls plus irrégulier, inégal avec intermittences plus nombreuses.

Cœur. — Après un série de contractions égales et irrégulières, survient une série de pulsations irrégulières, redoublées, qui ne se transmettent pas toutes au pouls.

Le souffle est plus doux, ne s'entend qu'aux contractions énergiques.

L'oppression et l'œdème diminuent.

Le 29. P. 80, U. 2,000. L'oppression augmente. *Le pouls est moins fort et plus irrégulier.*

Le 30. P. 84, U. 1,000. Le malade est retombé en asystolie.

Cœur. — Arhythmie.

Pouls. — Très irrégulier, inégal, mais fort, nombreuses intermittences.

L'oppression n'a jamais été si forte.

L'œdème reste stationnaire.

Traitement : 2 litres de lait.

1ᵉʳ juillet. P, 84, U. 600. Urines chargées, troubles, avec un peu d'albumine. Urée, 15 grammes par jour.

Pouls. — Irrégulier, inégal. Dyspnée très intense. Augmentation de l'œdème. Inf. dig. 0,20.

Le 2. P. 80, U. 700. Beaucoup d'albumine. Délire pendant la nuit. Dyspnée et cyanose intense. Suppression de la dig.

Le 3. Mort. L'autopsie n'a pu être faite.

OBSERVATION X (personnelle).

Myocardite ; emphysème ; dilatation du cœur ; asystolie ; anasarque ; succès de la digitale.

Le nommé Savary (François), typographe, âgé de 73 ans, entre à la salle Andral le 16 juin 1884.

Antécédents héréditaires. — Parents bien portants non rhumatisants.

Antécédents personnels. — Bonne santé habituelle. Pas de rhumatismes.

Début. Marche. — Depuis plusieurs années, le malade a la respiration courte. Il tousse généralement toute la durée de l'hiver. Le soir, ses jambes étaient enflées. Ces phénomènes se sont établis progressivement et se sont surtout accentués depuis deux ans. Il y a trois semaines environ, l'oppression est devenue beaucoup plus considérable. La marche est devenue presque impossible, et pendant la nuit la dyspnée est telle que le malade ne peut plus reposer qu'assis.

Depuis quinze jours, l'œdème malléolaire qui disparaissait généralement la nuit est devenu permanent et est très accentué.

Depuis huit jours un peu d'ascite.

État actuel. — Face et lèvres violacées. Œdème très accentué occupant les membres inférieurs et les bourses. Épanchement ascitique assez considérable. Oppression légère quand le malade est au repos, très considérable dès qu'il fait un mouvement ou un effort. Décubitus dorsal impossible.

Pouls. — Petit, fréquent (138 p.) sans irrégularités ni intermittences.

Cœur. — Considérablement dilaté. Bruits sourds. Pas de souffle ni de dédoublement.

Poumons. — Œdématiés aux bases. Signes de bronchite dans toute l'étendue de la poitrine. 24 respirations par minute.

Foie. — Volumineux, un peu douloureux.

Urines. — Rares, foncées, contenant de l'albumine, 500 grammes en vingt-quatre heures.

Traitement : Infusion de poudre de feuilles de digitale, 0,30.

19 juin. Urines claires, limpides, 2,500 grammes en vingt-quatre heures.

- Oppression moindre.

Infusion de 0,25.

Le 20. Pouls à 78 pulsations; 400 grammes d'urine en vingt-quatre heures. Le choc du cœur est toujours très faible. Le pouls est plus fort, mais irrégulier et inégal. Infusion digitale de 0,20.

Le 21. Urines 2,400 grammes. Oppression beaucoup moindre. Le choc du cœur est plus fort. Pouls à 88, mais toujours inégal, irrégulier, présentant quelques faux pas. Légère diminution de l'ascite et de l'œdème des jambes. Le foie est encore un peu douloureux. Inf. dig. 0,20.

Le 22. Urines 1,800 grammes, foncées et contenant de l'albumine en quantité assez notable. Pouls plus dur, plus régulier et plus égal, 90 pulsations. La nuit a été calme, le malade a dormi. Infusion digitale 0,20.

Le 23. Urines 1,000 grammes. Pouls à 70, régulier, égal, plus fort que les jours précédents. On sent très bien le choc du cœur. Pas de souffle à l'auscultation. Diminution de l'œdème. Nuit très calme avec sommeil.

Le 24. P. 66, U. 2,000. L'œdème continue.

Le 25. P. 64, U. perdues.

Le 26. P. 68, U. 2,000.

Cœur. — Contractions plus fortes, plus régulières, quelques faux pas. Absence de souffle.

Pouls. — Plus fort, plus régulier, quelques intermittences. L'œdème diminue, l'oppression a presque disparu.

Le 28. P. 66, U. 2,000. L'œdème diminue.

Du 29 juin au 2 juillet. P. 64 à 68, U. 2,000 à 2,800.

Le 3. *Pouls.* — Toujours assez régulier, assez fort. L'oppression a disparu. L'œdème diminue progressivement, mais n'a pas encore disparu. L'état du malade est très satisfaisant.

OBSERVATION XI (personnelle).

Myocardite; hypertrophie et dilatation des deux ventricules; insuffisance fonctionnelle des valvules mitrale et tricuspidienne; asystolie; insuccès de la digitaline et de la digitale; mort; autopsie.

Le nommé Mos (François), palefrenier, âgé de 64 ans, entre à la salle Andral, lit n° 22, le 17 mars 1884.

Ses antécédents héréditaires et personnels n'offrent aucune particularité. Il n'a pas eu de rhumatisme.

Jusqu'en l'année 1881, il s'est livré à des travaux très durs et très fatigants qui l'ont beaucoup épuisé. Il habite Paris depuis trois ans et a toujours été bien portant jusqu'au mois de décembre 1883.

C'est à partir de cette époque qu'il a commencé à avoir des palpitations qui devenaient très intenses dès qu'il ressentait une fatigue quelconque. Sa respiration était également un peu gênée et très courte.

Du 15 au 20 février, il se livra à des excès de travail à la suite desquels son état s'aggrava rapidement. Le soir, ses malléoles étaient œdématiées et, à la fin de février, l'œdème occupait toute l'étendue des membres inférieurs d'une façon permanente. La dyspnée était plus intense et les palpitations apparaissaient au moindre effort.

Jusqu'à son entrée à l'hôpital, tous ces symptômes ont augmenté, mais le malade n'a suivi aucun traitement.

18 mars. Jours de son entrée à l'hôpital, il est en pleine asystolie. Les lèvres et les joues sont cyanosées. Les membres inférieurs œdématiés. Pas d'ascite. Oppression très considérable.

Depuis quelques jours, toux fréquente accompagnée du rejet de crachats visqueux hémoptoïques. Palpitations constantes.

Pouls à 94, petit, inégal, intermittent. A la palpation, on perçoit le choc précordial dans une assez grande étendue. La pointe bat dans le cinquième espace en dehors de la ligne mamelonnaire.

A l'auscultation, souffle sourd systolique, présentant son maximum d'intensité à la pointe, et souffle plus intense présentant son maximum d'intensité au niveau de l'appendice xiphoïde.

Le foie n'est pas douloureux. Urines rares, foncées, contenant de l'albumine.

Traitement. — Digitaline amorphe Homolle 0,001.

Le 19. Pouls à 84. Urines 500 grammes, 0,001 de digitaline.

Le 20. Pouls à 76. Urines 600 grammes. Continuation de la digitaline.

Le 21. L'oppression augmente. Le pouls est à 92, toujours petit, inégal, intermittent.

Les poumons sont œdématiés aux bases et présentent des signes de congestion dans le reste de leur étendue.

0,001 de digitaline. Saignée de 150 grammes qui améliore pendant quelques instants l'état du malade.

Le 22. Pouls à 60 avec des intermittences de plus en plus fréquentes. Du côté du cœur, les signes stéthoscopiques sont toujours les mêmes. Pouls veineux très accentué. L'oppression est de plus en plus considérable. On remplace la digitaline par une infusion de 0,020 de digitale.

Le 23. Pouls à 78. Urines toujours rares et foncées. Pendant la nuit, insomnie avec un peu de subdelirium.

Purgatif. — Infusion de 0,20 de digitale.

Le 22. Pouls à 93. L'agitation et le délire ont augmenté.

Le 25. Pouls à 80. Anémie presque complète. Lèvres bleuâtres. Peau d'une couleur jaunâtre. Un peu moins d'agitation. Oppression extrême. Le nitrite d'amyle n'a aucune influence.

Le 25. Mort par asphyxie progressive.

Autopsie vingt-quatre heures après la mort. — *Cœur.* — Volumineux, très dilaté, de consistance très molle. Traces de péricardite à sa face antérieure. Rien à l'orifice aortique. Les cavités cardiaques sont très dilatées.

Les orifices auriculo-ventriculaires très agrandis et les valvules insuffisantes, mais absolument saines.

Le muscle cardiaque est décoloré et très mou. Il se laisse déchirer facilement.

Poumons. — Congestionnés et présentant plusieurs noyaux d'apoplexie pulmonaire.

Foie. — Augmenté de volume, présentant l'aspect du foie muscade.

Reins. — Très congestionnés.

Rate. — Petite, sans altération.

OBSERVATION XII (personnelle).

Emphysème ; dilatation du cœur droit ; asystolie ; insuccès de la digitaline ; mort ; autopsie.

Marie Duteil, blanchisseuse, âgée de 40 ans, entre le 22 avril 1884 à l'hôpital Bichat (salle Récamier), service de M. Huchard.

Depuis six ans, la malade tousse pendant tout l'hiver.

Depuis cinq ans, la respiration est très courte. La malade ne peut marcher, monter un escalier ou faire un effort sans éprouver de l'oppression et des palpitations.

Pas de rhumatismes.

Depuis quelques mois, les jambes enflent un peu vers la fin de la journée.

Depuis quinze jours, l'oppression a augmenté notablement, elle est continuelle avec exacerbation à chaque effort ; l'œdème devient permanent.

Depuis cinq jours l'oppression est telle que la malade ne peut rester couchée.

Le 22 avril. *État actuel.* — Oppression considérable. Cyanose de la face et des extrémités. Léger œdème des jambes.

Poumon. — Emphysème généralisé, congestion intense des deux bases.

Cœur. — Bruits sourds, contractions faibles et régulières. Pas de souffle.

Pas de battements jugulaires ni hépatiques.

P. 100, mou, petit, régulier et égal.

Traitement : Digitaline, Homolle et Quevenne, 1 milligr. en alcoolature.

Le 24. P. 100, U. 400 gr., D. 1,023.

Même état. Urines très foncées, chargées, troubles, contenant une quantité notable d'albumine. Digitaline 1 milligr.

Le 25. P. 92, U. 700, D. 1,013.

Même état.

Le 26. P. 92, U. 850, D. 1,014.

La cyanose et l'oppression augmentent. Le foie est volumineux et douloureux. Digitaline 1 milligr. 5.

Le 27. P. 92, U. 750. La cyanose, l'oppression et l'œdème augmentent. Aggravation manifeste de l'état de la malade. D. 1,5.

Le 28. Mort par asphyxie.

AUTOPSIE. — *Cœur* volumineux 450 gr. (après lavage).

Cœur gauche. — Le ventricule *gauche* est *hypertrophié*, les parois présentent en certains points 2 centimètres d'épaisseur. Le myocarde présente une coloration feuille morte ; sa consistance est plutôt augmentée que diminuée.

La *valvule mitrale est saine*, l'orifice n'est pas dilaté.

Cœur droit. — Dilatation considérable de l'oreillette et du cœur droit. La paroi du ventricule est très amincie. La valvule tricuspidienne est saine. L'orifice auriculo-ventriculaire est *très dilaté* on peut y introduire quatre doigts de front.

Poumon. — Emphysème considérable. Congestion des bases.

Foie. — Volumineux, scléreux, congestionné.

Reins. — Normaux, un peu congestionnés.

OBSERVATION XIII (personnelle).

Néphrite interstitielle ; insuffisance mitrale fonctionnelle ; asystolie répétée ; succès répétés, mais passagers, de la digitale ; mort ; autopsie.

Jourdain, âgée de 50 ans, femme de ménage, entre le 7 décembre 1883, salle Récamier, n° 16.

Nous n'avons suivi cette malade qu'à partir du 8 janvier.

Il est presque impossible d'avoir des renseignements sur les

Fleurot. . 6

antécédents de la malade, qui n'est pas en possession de toutes ses facultés.

Elle prétend ne pas avoir eu de rhumatisme. Elle avoue avoir fait un usage immodéré de vin et d'alcool.

Le 7 janvier. A ce moment, la malade présente un peu d'oppression et un léger œdème des membres inférieurs. Le sommeil est agité.

Cœur. — Choc faible, la pointe bat dans le cinquième espace, à deux travers de doigt en dehors du mamelon. Contractions irrégulières et inégales, souffle très intense à la pointe.

Le *pouls* est très fréquent, irrégulier, inégal avec quelques intermittences.

L'appareil pulmonaire ne présente aucun signe morbide. Les urines sont rares.

Du 8 au 13 et du 14 au 16, la malade prend chaque jour XV gouttes de teinture d'adonide. Sans éprouver aucune amélioration, il n'y a pas de ralentissement du pouls, qui bat de 100 à 112 fois par minute, les urines ne deviennent pas plus abondantes.

Le 17. La malade a un peu de délire ; l'œdème des membres inférieurs augmente.

Le 18. P. 110. Macér. de dig. 0.30 (1).

Le 19. U. 1,200. Macér. de dig. 0.30 (2).

Le 20. U. 1,500. Macér. de dig. 0.30 (3).

Les 21 et 22. U. 2,000. Macér. de digit. 0.30 (4) (5). Le pouls est plus fort et plus régulier. L'œdème diminue.

Le 23. U. 3,600. L'œdème a disparu, la dyspnée a diminué.

Le 24. U. 4,000.

Le 28. Diminution des urines. Oppression.

Le 31. Anurie, œdème des membres inférieurs. Inf. dig. 0.15 (1).

Les 1er et 2 février. L'œdème augmente. Inf. digit. 0.15 (2) (3).

Le 3. Apparition de la diurèse. U. 2,000.

Le 4. U. 3,500. L'œdème diminue.

Le 5. U. 4,000. L'œdème et l'oppression ont disparu.

Le 8. Les urines redeviennent rares. U. 450. Albumine. L'œdème et l'oppression réparaissent.

Le 9. U. 400, P. 108. L'oppression est très intense. Cyanose de la face, dilatation des jugulaires, pouls veineux. Un peu de délire.

Le 10. P. 104, U. 300. Le pouls veineux et la dilatation des jugulaires augmentent ; battements hépatiques. Bruit de galop, diminution du souffle de la pointe. Inf. dig. 0.30 (1). Le délire est devenu bruyant.

Le 11. P. 120, U. 300. Délire bruyant avec agitation. Chloral 4 gr., morphine 0.01, paraldéhyde, 5 gr. Inf. dig. 0.30 (2).

Le 12. P. 120, U. 300. Le délire et l'œdème augmentent. Cyanose. Respiration de Cheyne-Stokes. Prostration. Albumine en grande quantité.

Le 13. P. 80. Urines abondantes. Prostration, délire plus violent. Incontinence d'urine.

14. P. 78. Diurèse abondante. Amélioration surprenante. La cyanose, la dyspnée et l'œdème ont presque disparu. Le souffle de la pointe est redevenu intense ; le bruit de galop a disparu, le pouls veineux a diminué. La quantité d'albumine est beaucoup moindre.

Le 15. P. 76. Urines abondantes. Pouls assez fort, mais avec des intermittences plus nombreuses que les jours précédents. La malade est calme, mais est dans un état de subdélirium permanent.

Du 17 au 25. L'état est le même, la fréquence du pouls augmente progressivement, de 80 il s'élève peu à peu à 120.

Le 25. P. 120. Légers battements jugulaires.

Le 26. P. 124. — Le 27. P. 120. — Le 28. P. 116. Les jambes sont un peu œdématiées.

Le 29. P. 105, U. peu abondantes, foncées. L'œdème a augmenté considérablement, il atteint les parois abdominales. Les battements jugulaires ont reparu. Inf. dig. 0.20 (1).

1er mars. P. 105, U. 400. Œdème considérable ; ascite ; battements jugulaires et hépatiques. Beaucoup d'albumine. Inf. dig. 0,20 (2).

Le 2. P. 105, U. 1,400. Même état. Inf. dig. 0.20 (3).

Le 3. P. 110, U. 2,000. L'œdème et l'ascite ont diminué. Inf. dig. 0.30 (4).

Le 4. P. 105, U. non mesurées. Diarrhée abondante. Inf. dig. 0.30 (5).

Le 5. P. 96, U. 1,200. Diminution des battements jugulaires. Inf. dig. 0,30 (6). La diarrhée persiste.

Le 6. P. 92, U. 3,700. Diminution de tous les troubles (oppression, œdème, ascite, pouls veineux).

Le 7. P. 84, U. 2,700. L'œdème continue à décroître.

Le 8. P. 78, U. 2,000. Les battements jugulaires ont disparu.

Le 9. P. 84, U. 1,300.

Le 10. P. 106, U. 1,500. Légers battements jugulaires.

Le 11. P. 102; U. 4,007. Oppression. Battements jugulaires plus forts.

Cœur. — Bruit de galop ; diminution du souffle mitral. Souffle tricuspidien.

Le 12. P. 108, U. 400. Somnolence. Augmentation de l'œdème.

Le 13. P. 108, U. 400. Digitaline amorphe, Homolle en solution alcoolique 0,0005 (1).

Le 14. P. 96, U. 208. Pouls très petit. L'œdème augmente toujours. Digitaline 0,001 (2).

Le 15. P. 90, U. 1,800. Diminution des battements jugulaires. Digitaline 0,001 (3).

Le 16. P. 90, U. 1,200. Digitaline 0,001 (4).

Le 17. P. 144, U. 2,200. Urée 8 gr. par jour. Dans la soirée et pendant la nuit vomissements répétés. Ce matin, nausées, crampes d'estomac, coliques. Respiration de Cheyne-Stokes.

Le 18. P. 92, U. 300. Battements jugulaires plus forts. Oppression. Subdélirum. Urée 4 gr. par jour.

Le 19. P. 106, U. 1,800. — *Cœur.* Le souffle mitral est toujours faible. Souffle tricuspidien. Bruit de galop. Le délire augmente.

Le 20. Urines abondantes. La malade paraissait mieux lorsqu'elle est morte subitement à 5 heures du soir.

Autopsie. — Cœur très volumineux (600 gr.), hypertrophie considérable du ventricule gauche. La valvule mitrale est saine, mais l'orifice est dilaté. Le myocarde, notablement épaissi, présente une teinte feuille morte ; sa consistance est dure.

Le cœur droit ne présente rien à signaler, à part la dilatation de l'orifice auriculo-ventriculaire. Reins très petits. La capsule est adhérente, quelques petits kystes à la périphérie. Sur une coupe, on constate l'atrophie de la couche corticale. Foie volumineux, congestionné.

Cette malade qui paraissait avoir une affection mitrale, était en réalité atteinte de néphrite interstitielle avec hypertrophie du cœur. La digitale a agi fréquemment, mais chaque fois ses bienfaits ont été de courte durée; la diurèse produite a été quelquefois assez abondante, mais le ralentissement du pouls n'a jamais été aussi marqué que dans les affections mitrales ; jamais le pouls n'est descendu au-dessous de la normale, bien que dans un cas la digitale ait été donnée pendant 6 jours.

Observation XIV (personnelle) (résumée).
Insuffisance aortique; dilatation de la crosse de l'aorte; asystolie
insuccès de la digitale; mort; autopsie.

Jean (Jean), 64 ans, entre le 25 février 1884, salle Andral, n° 19, hôpital Bichat.

Ce malade entre à l'hôpital avec une dilatation de l'aorte et insuffisance aortique. Le facies est pâle; les battements des artères temporales sont très nettement visibles. Les artères sont athéromateuses.

Au commencement du mois de mai, ce malade a dans le service une pleurésie droite avec épanchement peu abondant.

9 mai. Le malade urinant peu, on lui donne de la digitale. A ce moment le pouls avait une fréquence normale, 70. Il n'y avait ni oppression ni œdème. La digitale prise en infusion, à la dose de 20 centigrammes pendant quatre jours, a ralenti considérablemeut le pouls qui est tombé à 42, et s'est maintenu de 42 à 54 pendant huit jours.

Du 13 au 20 mai, la sécrétion urinaire n'a nullement augmenté.

Le 22. Les membres inférieurs sont œdématiés.

Le 23. L'œdème augmente, l'oppression apparaît.

Le 24. L'oppression augmente; l'œdème a envahi les membres inférieurs en totalité et la paroi latérale du thorax. Inf. dig., 0,15.

Le 25. P. 98, U. 500. Pouls petit, fréquent, presque insensible. OEdème considérable. Légers battements jugulaires. Foie volumineux. Inf. dig., 0,15.

Le 26. P. 120, U. 300. Foncée, rouge, sans dépôt.

Cœur. Léger souffle à la pointe; le souffle diastolique de la base a disparu.

L'oppression est très grande; la face et les extrémités sont cyanosées. Inf. dig., 0,15.

Le 27. Même état. Mort dans la soirée.

Autopsie. On constate une dilatation de l'aorte à son origine avec insuffisance des valvules aortiques; le cœur est très volumineux; le myocarde est pâle, dur et épaissi. L'examen microscopique fait par M. Dupont, élève de M. Robin, révèle la présence d'une sclérose avancée du myocarde,

La digitale, administrée une première fois, a ralenti le pouls sans produire de diurèse; une deuxième fois sans produire aucun effet.

OBSERVATION XV (personnelle) (résumée).
Insuffisance mitrale; asystolie; succès de la digitale.

A..., voilier, âgé de 58 ans, entre le 28 avril 1884, salle Andral, n° 1 (hôpital Bichat).

Pas de rhumatisme. Depuis longtemps respiration courte.

Depuis douze jours, oppression qui l'empêche de rester couché.

État actuel. — Oppression cyanose de la face et des extrémités; un peu d'œdème des malléoles. Insomnie. Inappétence.

Cœur. Choc faible, augmentation de la matité. Bruit de galop; pas de souffle.

Pouls fréquent, petit, irrégulier, inégal.

30 avril. P. 90, R. 600. *Macér. dig.*, 0,10 (1).

1er mai. P. 80, U. 2,000. L'oppression a notablement diminué, le malade peut rester couché. *Macér. digitale*, 0,10 (2).

Le 2. P. 76, U. 3,200. Amélioration notable; l'oppression et l'œdème ont disparu. Le sommeil a été calme.

Cœur. Choc plus fort, toujours pas de souffle. Le bruit de galop persiste.

Pouls petit dur, plus égal, avec de nombreuses intermittences. *Macér. dig..* 0,10.

Le 3. P. 76, U. 3,800. Le malade va de mieux en mieux ; l'appétit est revenu.

Cœur. Le bruit de galop a disparu, le premier temps est légèment soufflant.

Le 4. P. 78, U. 3,300.

Le 5. P. 90, U. 1,800.

Le 7. P. 64, U. 2,000. Cœur. Léger souffle au premier temps.

Le 8. P. 58, U. 2,250.

Du 9 au 15. P. de 60 à 76, U. 2,000 à 2,800.

Le malade sort le 15 bien portant.

La digitale prise pendant trois jours, à la dose de 0,10 en macération, a été suffisante pour ralentir le pouls de 90 à 58 ; et pour élever la quantité d'urines de 600 à 3,800, chez un homme qui n'avait presque pas d'œdème. Le ralentissement du pouls et l'augmentation de la sécrétion urinaire ont commencé le deuxième jour du traitement ; de plus, en faisant apparaître un souffle au premier temps, la digitale a permis de faire le diagnostic d'insuffisance mitrale.

CONCLUSIONS.

1° On peut distinguer dans la marche des maladies du cœur quatre périodes, la première *eusystolique* ; la seconde, *hypersystolique* ; la troisième, *période d'asystolie intermittente* ; la quatrième, *période a'asystolie définitive*.

2° La digitale n'agit qu'à la période d'asystolie intertermittente.

3° La digitale, dans l'asystolie, ralentit, renforce, régularise les contractions cardiaques et le pouls, augmente la sécrétion urinaire, et consécutivement fait disparaître les congestions et les œdèmes.

4° La digitale n'agit pas en dehors des crises mitraless

5° Ses effets ne sont *utiles et durables* que dans les crise mitrales dues à une affection organique de la valvule mitrale. Dans toutes les autres crises mitrales, ses effets sont nuls ou *passagers*.

6° Elle est indiquée presque exclusivement dans les affections mitrales, lorsqu'il y a accélération, irrégularité, inégalité des contractions cardiaques avec diminution des urines, qu'il y ait ou non congestions et œdèmes.

7° Dans les affections aortiques, tricuspidiennes, et dans les maladies du myocarde, elle n'est indiquée que dans les cas où les malades entrent dans la mitralité.

Dans ces conditions, les effets ne seront jamais aussi

utiles et aussi durables que dans les affections mitrales.

8º La digitale est contre-indiquée toutes les fois qu'il y a altération avancée du myocarde.

9º Les purgatifs drastiques, les saignées locales et générales facilitent l'action de la digitale.

10º La digitale peut produire des vomissements, de la diarrhée, des vertiges, le délire, l'hémorrhagie et l'embolie (?) cérébrale, la dégénérescence graisseuse du cœur et la mort.

11º La dose de 0,10 à 0,20 centigrammes est toujours suffisante pour produire les effets utiles; elle ne détermine jamais d'accidents.

12º La digitale ne doit pas être donnée plus de quatre à cinq jours.

13º La meilleure voie d'introduction est la voie digestive.

14º Les meilleures préparations sont les tisanes, l'infusion nous paraît supérieure à la macération.

INDEX BIBLIOGRAPHIQUE.

Beaumetz. — Leçons de clin. thérap., 1878.

Bernheim. — Clin. méd. Nancy, 1877. Rev. méd. Est, 1875.

Bidault de Villiers. — Essai sur les propriétés de la digitale. Th. de Paris, 1812.

Blaquart. — Th. de Paris, 1872. De la digitaline.

Bloch. — Th. de Nancy, 1879. Indications de la digitale dans les maladies du cœur.

Bouillaud. — Maladies du cœur.

Bucquoy. — Maladies du cœur.

Capdevielle. — Action physiologique et thérapeutique de la digitale. Th. de Paris, 1860.

Chappet. — Digitale. Th. de Lyon, 1879.

Choute. — Annales à Berlin, 1883.

Dupré. — Étude clinique des urines dans les maladies du cœur. Th. de Paris, 1881.

Ducourtoux. — Th., 1884. De la digitale.

Durieux. — Th., 1883. Étude comparée du muguet et de la digitale.

Durozier. — Durée de l'action de la digitale; délire digitalique. Gaz. des hôp.

Fagard. — Recherches physiol. et thérap. sur quelques points de la digitale. Th. de Paris, 1878.

Faure. — De la digitaline à haute dose. Arch. méd., 1864.

Fernet. — De la digitale dans les maladies du cœur. Bull. Soc. thérap., 1882.

Ferrand. — De la digitale. Bull. de thérap., 1869.

Fonssagrives. — Dict. encycl., 1884.

Friedriech. — Maladies du cœur, 1873.

Galan. — Digitale. Th. de Paris, 1867.

Germain. — Action et propriétés de la digitale. Gazette hebdomadaire, 1860.

Gourvat. — Th. de Paris, 1870. Action de la digitale

Gubler. — Commentaires ; leçons ; action comparée de la digitale et de la morphine.

Hirtz. — Étude sur la digitale. Bull. gén. de thérap., 1862.
Art. Digitale. Dictionnaire de Jaccoud.

Homolle. — Arch. de méd., 1861.

Huchard. — De la caféine. Bull. de thérap., 1882.

Hutchinson. — Effets physiologiques de la digitale. Journal du progrès, t. VI.

Jaccoud. — Cliniques. Pathologie interne. Le Praticien, 1884, n° 23 (leçon).

Jobert. — Digitale. Arch. méd., 1834.

Lasègue. — Études médicales, 1884.

Lecerf. — De la digitale ; son action sur le cœur. Th. de Paris, 1859.

Legroux. — Digitale ; action physiologique. Th. de Paris, 1867.

Lelion. — Étude sur la digitale, 1867, Th. de Paris.

Lhuillier. — De la digitale. Th. de Paris, 1852.

Lozes. — Action diurétique de la digitale. Th. de Paris, 1875.

Mégevand. — Action physiologique de la digitale et de la digitaline. Th. de Paris, 1872.

Mercier. — Des troubles hépatiques dans les maladies du foie. Paris, 1881.

Nothnagel et Rosbach. — Thérapeutique.

Otto. — Effets physiol. de la digitale. Revue de Hayem, 1877.

C. Paul. — Maladies du cœur, 1883.

Peter. — Maladies du cœur, 1883.

Pfaff. — Digitale. Bulletin de thérapeutique, 1861. Gazette hebdomadaire, 1861.

Potain. — Art. Cœur. Dict. Dechambre. — Leçons. Gaz. des hôp., 1880, janvier.

Rabuteau. — Thérapeutique, 1884.

Reynaud. — Art. Cœur. Dict. Jaccoud.

Rigal. — Affaiblissement du cœur et des vaisseaux. Th., 1866.

Sandras. — Bull. de thérap., 1833.

G. Sée. — Diagnostic et traitement des maladies du cœur, 1883.

Senac. — Marche et traitement des maladies du cœur. Th. de Paris.

Simon (J.). — Leçons sur la digitale. Progrès médical, 1879, 10 mai.
Société de thérapeutique, 1868 ; 1877, p. 141, 144, 154 ; 1878, p. 18 et 100 ; 1879, p. 142.

Stokes. — Maladies du cœur.

Teissier. — Gaz. hebdom., 1878.

Traube. — Deutsche Klin. Ann. de la Charité. Berlin, 1859.
— Abeille médicale, 1851 ; Journ. des Connaissances médicales,
2e série, t. IV.
Vimont. — Des injections de digitaline. Journ. de thérap., 1879.
Vulpian. — Leçons sur l'appareil vaso-moteur, 1875.
Withering. — An account of the Foxglore and some of its medicinal
uses. London, 1785.
Witkowsky. — Rev. de Hayem, 1877.

TABLE DES MATIÈRES.

Paris. — A. Parent, imp. de la Fac. de médec., A. Davy, successeur,
52, rue Madame et rue M.-le-Prince, 14.

9 782019 969189